護眼料理！

暖心媽咪
連玉瑩著

吃出好眼力

朱雀文化

令人食指大動的美味護眼料理

玉瑩學姊是我高一時的高三直屬學姊，在網路通訊不發達的年代，學姊畢業後我們就斷了聯繫 30 年；30 年後，學姊在臉書上找到了我。經過幾次的相會，發現學姊不僅一如當年窈窕美麗、溫柔婉約，更練就了一手好廚藝。

這是學姊的第二本食譜書，上一本《給考生的加油湯》深受讀者好評，這一次學姊化身打擊「惡視力」的護眼廚娘，用她的巧思設計出多款對視力保健有益的美味料理。

眼睛是靈魂之窗，只要我們醒著，眼睛就不斷辛勞地工作，文明帶來的 3C 時代，讓眼睛更是疲累不堪，隨之而來的近視、青光眼、白內障、黃斑部病變、視網膜剝離等等各種眼疾，更是讓人不容忽視。以前古人用「視茫茫」來形容衰老，現代人多的是眼睛未老先衰；中醫《黃帝內經》記載：「五臟六腑之精氣，皆上注於目而為之精。」說明眼睛需要五臟六腑的精氣來灌輸，而五臟六腑的精氣來自於營養，營養的吸收來自食物。

玉瑩學姊的護眼料理，食材都是來自方便容易取得的好食物，做法更是簡單好學，跟著做輕輕鬆鬆就能完成一道道色香味俱全，令人食指大動又顧眼睛的佳餚，非常值得推薦給大家。

惠眾中醫診所 中醫師
莊書華

為身處 3C 時代的你我
顧眼、護眼，保持雙眼亮晶晶

　　從孩子離乳，開始吃副食品後，我都會親自準備。每一餐都會有份主菜，外搭兩項配菜，煮好後打成糊。至於主菜和配菜，市場上買得到的，大部分我都輪過。挑選食材時，從不曾考慮過，也許小孩不會愛吃。

　　我總認為他們出生後就是張白紙，我們給了什麼，他們可能就會成為什麼。所以，吃副食品階段，除了雞豬牛羊魚等主菜，一般常見的蔬菜，如小白菜、紅蘿蔔、蕃茄……都吃過，就連大家常說小孩不喜歡的苦瓜、茄子，他們也都嚐過。

　　不知道是不是因為這樣，長大之後，孩子們對於食物的接受度不低；也不知道是不是因為什麼都攝取，所以現在上大學了，視力也都還保持得算不錯。常有朋友問我，為什麼在課業壓力這麼大的情況下，兩兒的視力能夠保持？我想，其中一個原因，應該就是歸功於他們在平日的飲食中，攝取了各種營養。

　　上一次出書，源於大考前天天為孩子煮一道湯；這一次，出版社希望能寫些和護眼相關食譜。於是，我從平日常煮的菜色中，挑出 60 道含有保健眼睛的食材的菜餚，和大家分享。

　　文末特別要感謝我的高中直屬學妹——莊書華中醫師，提供她的專業，教導大家如何透過按摩穴道以及做操，緩解眼睛的不適，並為書中資料給予指導。不論是孩子、年輕人、長輩，或是我們自己，希望大家身處 3C 時代，都能好好注意眼睛的健康。

連玉瑩

目錄 contents

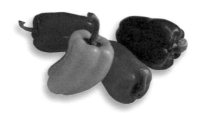

part 1
吃這些、做這些，
讓你的眼睛明又亮

part 2
蔬菜 + 蛋、豆腐

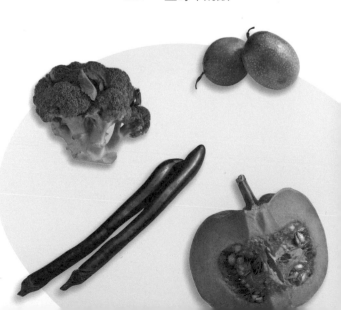

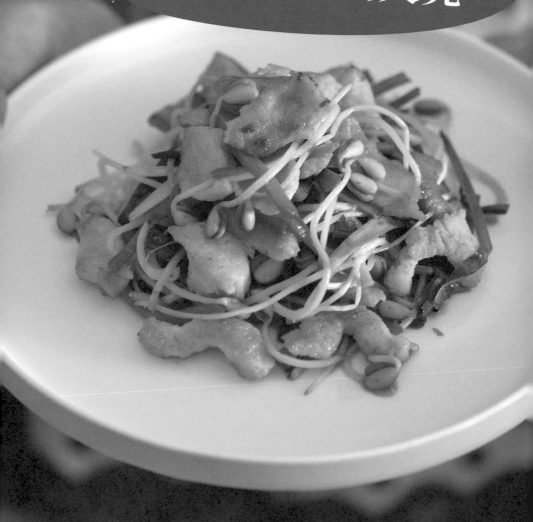

part 1
吃這些、做這些，讓你的眼睛明又亮

吃什麼最顧眼睛？ 👁

你需要知道的有益眼睛食物

小時候，爸爸媽媽或老師總是告訴我們，要多吃「紅蘿蔔」，紅蘿蔔對眼睛好！為什麼吃紅蘿蔔有益視力？還有什麼食材也能顧眼睛？我們請教了莊書華中醫師，請她跟我們說說，食物中有哪些成分對眼睛有益？要怎麼吃才能顧眼睛！

菠菜

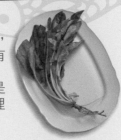

菠菜是很棒的蔬菜，除了含有鐵質，還有維生素 C、K，此外，也富含 β- 胡蘿蔔素跟葉黃素，都是對眼睛相當有益的營養素，可以多多攝取。

菠菜適合的料理也不少，清炒、和肉類一起炒，或是汆燙、煮湯，藉由不同的料理方式，就能攝取到菠菜裡頭的營養。

瘦肉

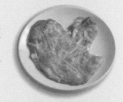

肉類含有豐富的蛋白質，也是微量元素鋅最方便的來源。鋅是影響維生素 A 運作的營養素。

如果平日也能攝取含有鋅的食物，對眼睛健康也有幫助。

鯖魚

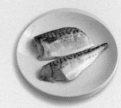

提及護眼的魚種，大家最常想到的，通常都是鯖魚。鯖魚含有相當豐富的 Omega-3 不飽和脂肪酸，其中的 DHA 有助於強化視網膜上感光細胞對光的反應，對於視力的發育與延緩老年人視力退化，以及改善乾眼的症狀，都很有助益。

鯖魚易煮，魚身上輕抹點鹽，乾煎，就能吃到最天然的美味。

鮭魚

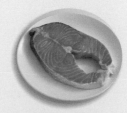

鮭魚也是富含 Omega-3 不飽和脂肪酸的魚種，其中的 DHA，對於視網膜的保養，能提供一定的幫助；同時，鮭魚也富含優質的蛋白質和維生素 A、D、E，是受大眾歡迎且常食用的魚類。

不過，近來海洋受重金屬汙染的問題日益嚴重，對於深海魚，建議不要食用過量。

枸杞

一般人最常想到的護眼中藥食材，非枸杞莫屬。枸杞含有葉黃素和玉米黃素與胡蘿蔔素，對於眼睛保健很有幫助。在中醫學上，枸杞有補肝腎明目的功效，而且性味甘平，屬於溫潤食材。搭配菊花泡個枸杞菊花飲，或是煮湯時添加幾顆，就能攝取到它的營養素。

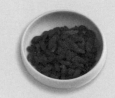

綠花椰菜

多吃含有葉黃素的食物，可以降低眼睛因為 3C 產品藍光所帶來可能受到的傷害。綠花椰菜就含有葉黃素，平日攝取能夠促進眼睛健康。

清燙過後加點優質油脂，能使葉黃素更容易被人體吸收，也是綠花椰菜最常見的料理方法。

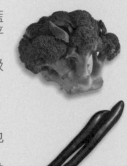

茄子

茄子含有葉黃素，有助於預防眼睛的黃斑部病變，也是護眼的好食材。

但是，不少人不愛吃茄子，其實只要煮得夠軟，搭點肉末或是淋點醬油膏，就是一道美味料理。

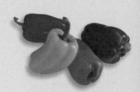

彩椒

青椒及彩椒也是富含葉黃素的蔬果，對於眼睛保健有益處。其中，橙色的彩椒含有維生素 A 與胡蘿蔔素，可以幫助緩解眼睛疲勞。

清燙後做成溫沙拉，或是和肉類一起炒，都是簡單方便的料理方法。

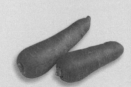

紅蘿蔔

紅蘿蔔富含 β - 胡蘿蔔素，能夠活化維生素 A，避免及改善因夜盲症、乾眼症、黃斑部病變造成的眼睛不適，對於視力保健是很棒的食材。

紅蘿蔔可以搭配多種食蔬快炒，也能和肉類一起炒，或是煮湯，是料理的常見食材。

南瓜

南瓜富含 β - 胡蘿蔔素和維生素 A，對於天天都得使用3C 產品的現代人來說，是護眼的好食材。

直接切塊蒸、烤，或是煮成南瓜豆漿、南瓜湯，都是能吃到最天然營養素的南瓜料理。

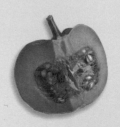

蛋

　　蛋中的蛋黃，也含有葉黃素和鋅，而且更容易被人體吸收，想要保護眼睛，千萬不要錯過雞蛋這項好食材。除了護眼，蛋也含有多種營養素，每日攝取一顆，也對眼睛大有助益。

　　水煮蛋、茶葉蛋、荷包蛋、溏心蛋、炒蛋、蒸蛋……每當餐桌上少了一道菜，只要來上一顆蛋，就能端出一道料理。

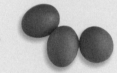

百香果

　　小小一顆百香果，營養價值可不低。百香果含有維生素 A 和 β- 胡蘿蔔素，而 β- 胡蘿蔔素也會在人體內轉換成維生素 A，對視力相當有益處。

　　直接挖取果肉吃，或是加點蜂蜜兌水調成蜂蜜百香果飲，都是很優的吃法。

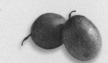

蘆筍

　　蘆筍富含 β- 胡蘿蔔素，在人體內會轉換生成維生素 A，同時本身也含有維生素 A 與胡蘿蔔素，是眼睛保健的好食材。清燙，就能吃到鮮甜滋味。也可以和肉類或是蝦仁一起炒，攝取更多營養素。

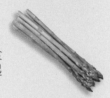

柑橘

　　柑橘類水果含有葉黃素和玉米黃素，能保護視網膜黃斑部與水晶體，加上很容易購得，是護眼的好食材。

　　除了直接吃，也可以打成果汁，甚至有人用柑橘類水果入菜，同樣都能攝取到它的營養素。

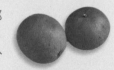

地瓜葉

　　地瓜葉最為人知的，就是防癌。但其實它和大部分深色蔬菜一樣，也含有大量對眼睛有益的維生素 A 和 β- 胡蘿蔔素，在護眼的表現上相當出色。

　　清燙、快炒，都是常見的料理法。加顆皮蛋一起炒，還能攝取更多營養，同時吃到更多美味。

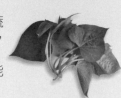

四季豆

　　四季豆含有維生素 A，對於常接觸 3C 產品的人，能夠幫助維持正常視力。不論是燙熟或是炒熟，不管是單吃或是和其他食材搭配，都能呈現美味，是很好料理的食材。

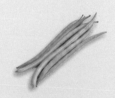

　　除此之外，蛋白質、鐵質、其他維生素、礦物質、花青素、不飽和脂肪酸，同樣對眼睛的保健都很重要。牡蠣、藍莓、桑葚、櫻桃、堅果類，也都是可以多加攝取的食材。

做這些，對眼睛最好！👁

護眼穴位超有效：改善眼睛疲勞，預防眼睛病變

在數位化時代，人們「長時間」且「近距離」注視電腦、手機、電視和其他數位設備的螢幕等，甚至熬夜追劇、通宵趕報告，導致現代人視力快速惡化，眼睛疲勞、乾澀、發炎已是常態，也因此不少人年紀輕輕，眼睛卻已提早老化，像是早發型白內障、黃斑部病變等。一旦眼睛黃斑部產生病變，就是「不可逆」的傷害，護眼真的非常重要。

因此，莊書華中醫師提供讀者平時就可以保護眼睛的注意事項及有效的護眼穴位，希望讀者將這些小叮嚀化為生活的日常，讓眼睛能陪我們長長久久，總是讓我們「炯炯有神」。

日常的護眼小常識

❶ 平日可以攝取什麼營養，保護眼睛？

富含葉黃素、花青素、胡蘿蔔素、維生素 A、B、C、E，以及 DHA、蛋白質、鐵質的食物，都能保護眼睛。包含各種深色蔬菜、葡萄、櫻桃、桑葚、藍莓、南瓜、紅蘿蔔、玉米、深海魚類、牡蠣、蛤蜊、雞蛋、瘦肉、堅果類等，都是很好的營養來源。

中醫《黃帝內經》記載：「五臟六腑之精氣，皆上注於目而為之精。」「肝開竅於目」，「肝主藏血、肝受血而能視」等，眼睛功能好壞與五臟六腑、經絡氣血循環等因素相關，有補養肝腎、養肝血、袪風活血作用的中藥，例如枸杞、決明子、丹參、銀杏、菊花等，都是對眼睛保健有益的中藥。

❷ 多看綠色草地、多眺望遠方，真的對眼睛有幫助嗎？

眼睛疲勞時多看遠方的綠色植物，對眼睛有幫助，重點在於眺望遠方時，眼球周圍的睫狀肌處於放鬆狀態；而且綠色相較於其他顏色對人類眼睛的對焦系統來說，是最舒適的顏色，因為綠色對焦在視網膜之前，睫狀肌和水晶體都處於較為放鬆的狀態。

❸ 哪些運動對眼睛保護有益？

多做戶外運動，接觸大自然，不論是登山遠足踏青，只要能讓視線看向遠處，使眼球睫狀肌放鬆，對眼睛保護都有益。

❹ **市面上的眼睛熱敷貼或熱敷儀，真的有效嗎？**

熱敷對改善眼睛周圍的局部循環是有效的。不過，使用眼睛熱敷貼或熱敷儀，須注意溫度和時間是否適當，一般約 40℃以下 20 分鐘以內，都在許可範圍內。如果溫度過高或時間太久，反而會對眼睛造成傷害。

❺ **看書或打電腦，應該持續多久就讓眼睛休息？又該保持怎樣的距離？**

看書或打電腦最好每 30 ～ 40 分鐘就讓眼睛休息，離開近距離的書本或電腦，或眨眼，或轉動眼球，或眺望遠方，可以放鬆眼球周圍的小肌肉及睫狀肌。同時，應該在燈光充足的地方，眼睛與書本至少要距離 30 公分，眼睛與電腦至少要距離 45 ～ 60 公分，配合螢幕大小，螢幕尺寸愈大，距離要愈遠。

❻ **玩手機的注意事項**

近距離使用手機的時間不能太長，不要在燈光昏暗的地方使用手機，螢幕的亮度不能調太亮。最好不要讓年紀太小，眼球發育未完全的小孩太早接觸手機、平板等 3C 產品。

有效的護眼穴道按摩及護眼操

莊書華中醫師指出，眼睛四周有許多經絡穴位匯集，持續每天按摩眼睛周圍穴位，能有效改善眼睛疲勞，預防眼睛病變，按摩的時間不用長，每天只要花 5 分鐘就足夠，搭車、等紅綠燈的零碎時間，隨時都可以利用雙手來消除眼睛疲勞，顧目睭！

○ **穴道位置**

❶ **睛明穴**：在面部，目內眥角稍上方靠骨邊凹陷處。
❷ **攢竹穴**：在面部，眉頭陷眶上切跡處。
❸ **魚腰穴**：在額部，瞳孔直上，眉毛中間處。
❹ **絲竹空穴**：在面部，眉尾凹陷處。
❺ **陽白穴**：在前額部，瞳孔直上，眉上 1 寸處。
❻ **瞳子髎穴**：在面部，目外眥旁，眼眶外側緣處。
❼ **太陽穴**：在顳部，眉尾與目外眥之間，向後約一橫指的凹陷處。
❽ **承泣穴**：在面部，瞳孔直下，眼球與眼眶下緣之間處。
❾ **四白穴**：在面部，瞳孔直下，眼眶下孔凹陷處。
❿ **球後穴**：在面部，眼眶下緣外四分之一處。
⓫ **耳穴眼點**：在耳部，耳垂的正中央處。

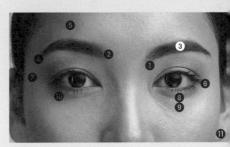

（圖片：Freepik.com）

○ **方法**

先將雙手洗乾淨，利用指腹輕緩地按摩每個穴位 5 ～ 10 秒。

○ **護眼操**

用力眨眼 20 次 ➔ 兩眼左看、右看、上看、下看循環 5 次 ➔ 兩眼順時針、逆時針各轉 5 圈 ➔ 兩眼直視遠方，再慢慢將視線拉近。重複 5 次。

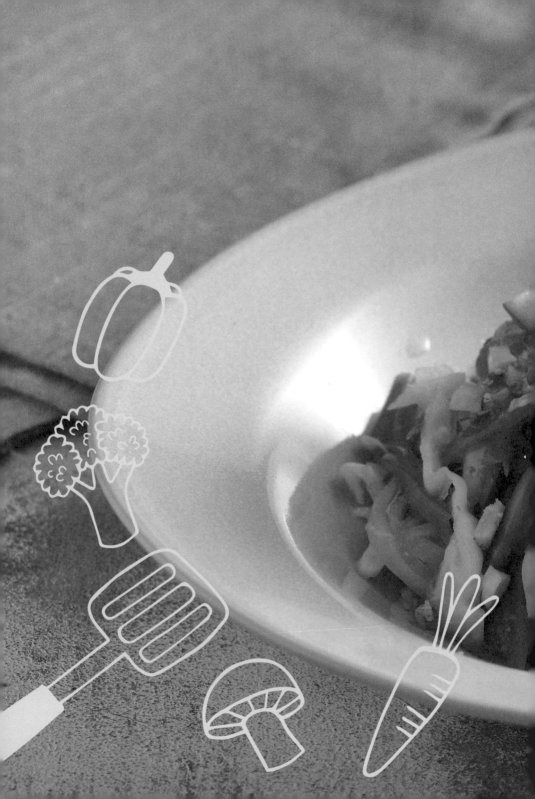

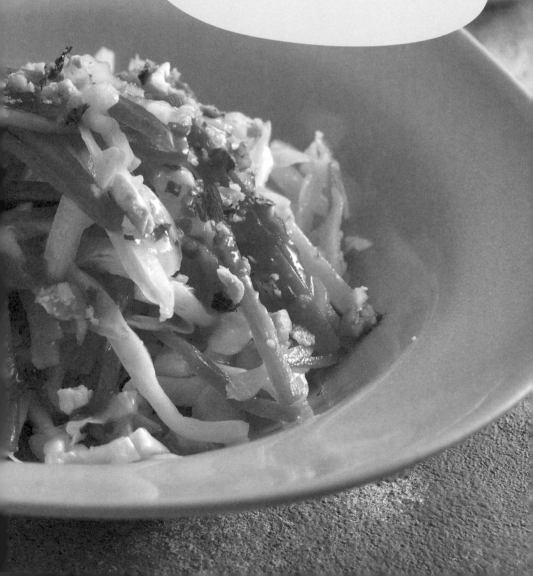

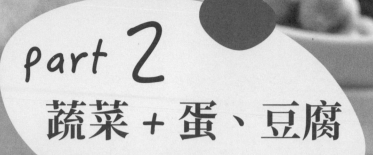

part 2
蔬菜 + 蛋、豆腐

秋葵櫛瓜佐沙拉

⏰ 10 分鐘・2 人份　難度 ★★★★★

材料

- 秋葵數根
- 櫛瓜半根
- 調味料
  蛋黃沙拉醬適量

做法

① 秋葵切去根部，手上抓點鹽，在水龍頭底下將秋葵搓洗乾淨；櫛瓜切去蒂頭，洗淨，切厚片。

② 取一深鍋，加入水（能蓋過食材的水量），待水滾後，倒點油和鹽，放入秋葵燙至去生。

③ 炒鍋中放點油，待油微熱，放入櫛瓜，以中小火慢慢煎至兩面微焦。

④ 將做法②的秋葵和做法③的櫛瓜取出擺盤，上面淋上蛋黃沙拉醬即可。

小祕訣

❶ 秋葵不要燙過久，容易老，不脆口；煎櫛瓜時，火不要大，油也不要太熱，很容易焦掉。

❷ 蛋黃沙拉醬在一般的超市甚至超商就買得到，小小一包，吃涼筍的時候也可以加。

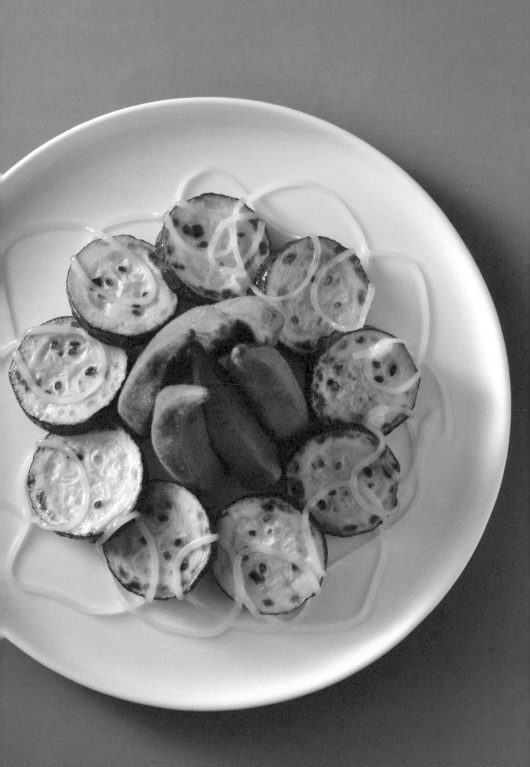

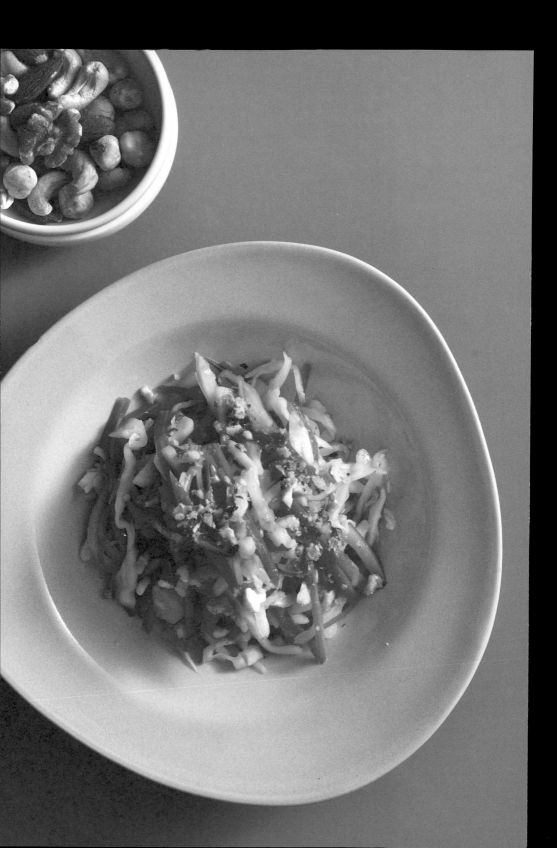

涼拌堅果彩蔬

⏰ 5分鐘・2人份

難度 ★☆☆☆☆

材料

- 小黃瓜1條
- 高麗菜1～2葉
- 紅蘿蔔1小段
- 堅果適量

- 調味料
  白醋適量
  醬油適量
  鹽少許
  砂糖少許

做法

① 小黃瓜洗淨，切成絲狀；高麗菜洗淨，切成絲狀；紅蘿蔔去皮，洗淨，切成絲狀；堅果磨碎或剁碎。

② 取一深鍋，加入水（能蓋過食材的水量），待水滾後，倒點油和鹽，再將小黃瓜絲、高麗菜絲和紅蘿蔔絲放入，燙至去生。撈起擺盤。

③ 將所有調味料拌勻，淋在做法②上，再撒上堅果碎即可。

小祕訣

調味料的拿捏，可依個人口味增減。愛吃酸的，白醋多加一點；重口味的，鹽或醬油就多加些。

如果覺得自己不好掌握，也可以購買市售和風醬代替。

🍴小叮嚀　堅果富含不飽和脂肪酸與維生素E，能預防黃斑部病變。

涼拌三色

⏰ 5分鐘・1人份

難度 ★
　　☆
　　☆
　　☆
　　☆

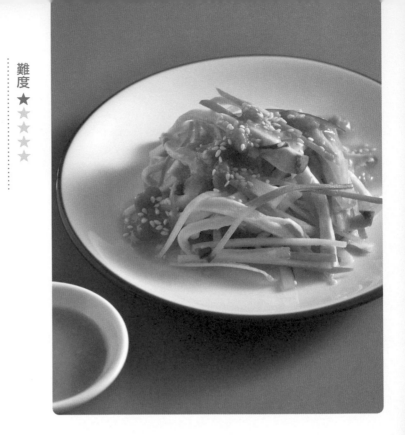

材料

- 杏鮑菇1～2朵
- 小黃瓜1條
- 紅蘿蔔1小段
- 熟白芝麻少許
- 調味料
  味噌1大匙
  蜂蜜1大匙
  涼開水適量

做法

① 杏鮑菇洗淨，切成絲狀；小黃瓜洗淨，切成絲狀；紅蘿蔔去皮，洗淨，切成絲狀。

② 取一深鍋，加入水（能蓋過食材的水量），待水滾後，倒點油和鹽，再將杏鮑菇絲、小黃瓜絲和紅蘿蔔絲放入，燙至去生。撈起擺盤。

③ 取一碗，將味噌和蜂蜜倒在一起，加點涼開水，攪拌均勻，淋在做法②上，再撒上熟白芝麻即可。

小祕訣　味噌和蜂蜜以1：1的比例調配，再加點涼開水拌勻，就是很棒的沾醬。很多蔬菜燙過後，都可以用這樣的調味料來搭配。

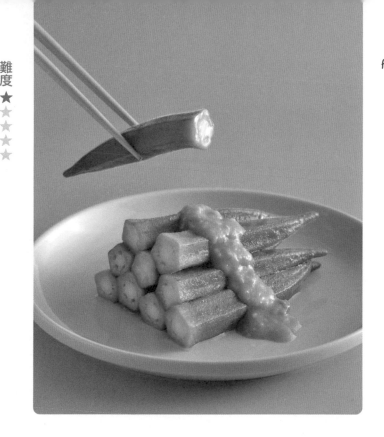

白灼秋葵

難度 ★
☆☆☆☆

🕐 5分鐘・2人份

材料

- 秋葵數根
- 調味料
  味噌醬適量
  涼開水適量

做法

①取一深鍋，加入水（能蓋過食材的水量），待水滾後，倒點油和鹽，再把秋葵放入，燙至去生。撈起擺盤。

②取一碗，將味噌醬倒入，再加點涼開水，拌勻，淋在做法①上即可。

小祕訣　除了以味噌當作沾醬，醬油膏或是市售胡麻醬，也都是白灼秋葵的好沾醬喔！

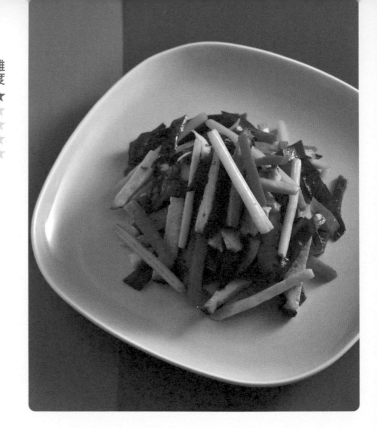

炒五色

難度 ★
10 分鐘・2 人份
★★★★
☆☆☆☆☆

材料

- 芹菜1小株
- 紅蘿蔔1小段
- 豆干1〜3片
- 黑木耳1〜2朵
- 杏鮑菇1朵
- 調味料
  醬油適量
  砂糖少許

做法

① 芹菜摘去葉子，把梗洗淨，切成段；紅蘿蔔去皮，洗淨，切成條狀；豆干先用滾水燙過，洗淨，切成條狀；黑木耳摘去蒂頭，洗淨，切成條狀；杏鮑菇洗淨，切成條狀。

② 炒鍋中倒點油，待油熱，先放入豆干炒至微焦，再將其他材料放入拌炒。

③ 當食材都炒到熟軟，沿著鍋邊淋些醬油，再加點砂糖，快速拌勻即可。

❶ 豆干易沾鍋，要等到油夠熱再下鍋。
❷ 加醬油時，沿著鍋邊淋入，可以藉由鍋子的熱氣將醬油的香熗出來。

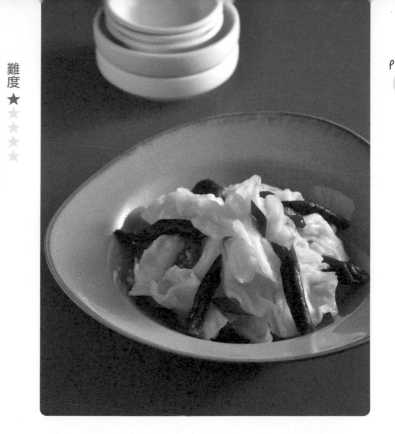

剝皮辣椒炒高麗菜

難度 ★
☆☆☆☆

⏰ 6 分鐘・1 人份

材料

- 剝皮辣椒數條
- 高麗菜2～3葉
- 紅辣椒1條
- 調味料
  鹽適量
  剝皮辣椒湯汁
  適量

做法

① 剝皮辣椒對剖開；高麗菜洗淨，用手剝成適口大小；紅辣椒切去頭尾，洗淨，切小段。

② 炒鍋中先倒點水，再加點油，放入高麗菜，蓋上鍋蓋，將高麗菜稍微燜軟。

③ 打開鍋蓋，當高麗菜變熟軟，將剝皮辣椒和紅辣椒放入，並倒點剝皮辣椒的湯汁，加點鹽，快炒均勻即可。

 小祕訣　加入剝皮辣椒的料理，都可以加進剝皮辣椒的湯汁，味道更足喔！

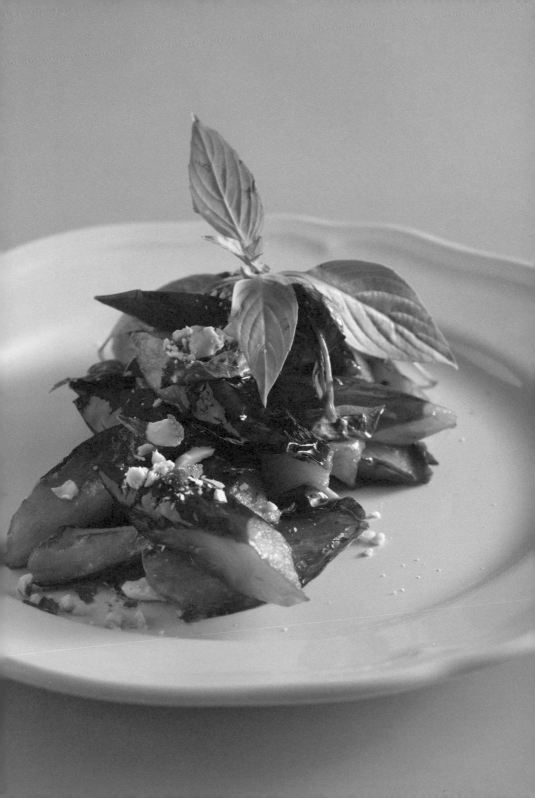

紅燒茄子

⏰ **10**分鐘・**2**人份

難度 ★★★☆☆

材料

- 茄子1條
- 九層塔1小株
- 堅果適量

- 調味料
  醬油膏適量

做法

① 茄子切去兩端，洗淨，切滾刀塊；九層塔摘下葉子，泡水；堅果磨碎或剁碎。

② 炒鍋中倒油，待油微熱，將茄子放入，以中小火慢慢翻炒，蓋上鍋子把茄子燜至軟。

③ 加入泡好水的葉子，淋上醬油膏，快速翻炒至九層塔葉熟軟。

④ 將做法③擺盤，上面撒上堅果碎即可。

小祕訣

茄子切開後容易氧化變黑，建議不要太快切好。我習慣先洗好茄子，在把油倒進鍋裡後再切茄子，然後迅速下鍋，就不會擔心變黑的問題了。

另外，也不要等到油很熱了才下茄子，否則會很快就焦了。

皮蛋炒地瓜葉

⏰ **5分鐘・2人份**

難度 ★

材料

- 皮蛋1顆
- 地瓜葉1小把
- 枸杞數顆
- 調味料
  鹽適量

做法

① 皮蛋剝去外殼，切成塊狀；地瓜葉摘去粗梗，洗淨，切段；枸杞泡水至軟。

② 炒鍋中加點油，待油稍熱，放入皮蛋，稍微煎過，取出備用。

③ 炒鍋中先加點水，再倒點油，將地瓜葉放入，蓋上鍋蓋，燜至熟軟。

④ 在做法③中加入皮蛋和鹽，快速拌炒均勻，起鍋前撒上枸杞拌勻即可。

小叮嚀 地瓜葉營養價值很高，同時也是對眼睛有益的好食材。除了清炒，偶爾加點皮蛋同炒，不但能多添滋味，也能攝取更多營養。

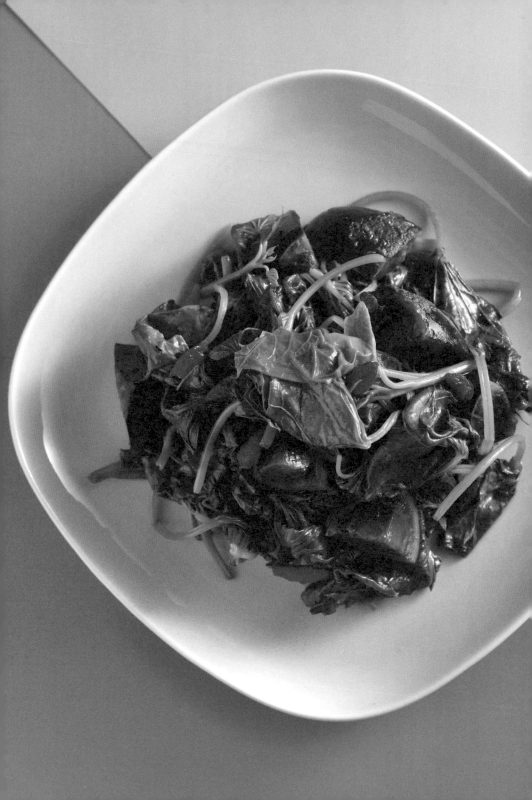

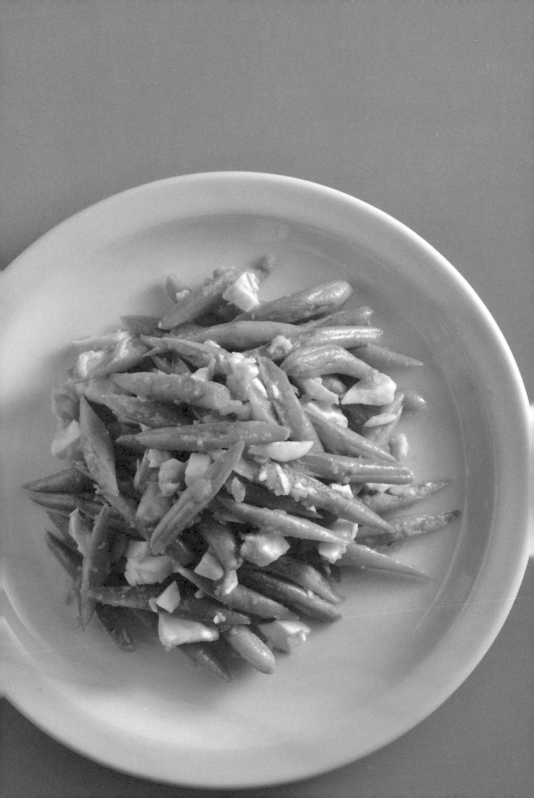

金莎四季豆

難度 ★★☆☆☆

⏰ 10分鐘・2人份

材料

- 四季豆1小把
- 熟鹹蛋1顆
- 調味料
  鹽少許

做法

① 用手撕去四季豆兩端與粗絲，洗淨，切斜刀段；鹹蛋剝殼，將蛋黃和蛋白分開，各自切成小塊狀。

② 取一深鍋，倒些水（可以蓋過四季豆的量），待水滾，倒點油和鹽，放進四季豆燙至去生，撈起備用。

③ 炒鍋中放點油，待油微熱，先將鹹蛋黃放入，以小火慢慢炒至冒出泡泡。再將做法②的四季豆和鹹蛋白加入快炒均勻，加少許鹽調味即可。

小祕訣

因為鹹蛋本身已有鹹味，做這道菜時也可以不要再加鹽調味。

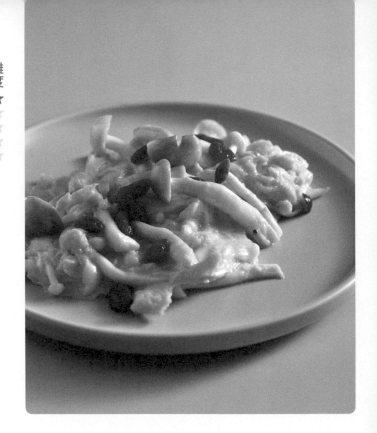

滑蛋菇菇

⏰ **8** 分鐘 · **1** 人份

難度 ★
★★★
★★★
★★

材料

- 美白菇、鴻喜菇
  各1小把
- 蛋1顆
- 枸杞數顆
- 調味料
  醬油適量

做法

① 美白菇和鴻喜菇切去根部，洗淨，用手剝開；蛋打散成蛋液，並倒點醬油打勻；枸杞泡水至軟。

② 鍋中倒點油，將美白菇和鴻喜菇放入，以小火炒至熟軟，再轉成中火，將蛋液倒入，快速拌炒。

③ 最後將泡軟的枸杞加入即可。

 小叮嚀　枸杞也是護眼的天然食材，在料理中撒上幾顆，就能吃到它的營養。

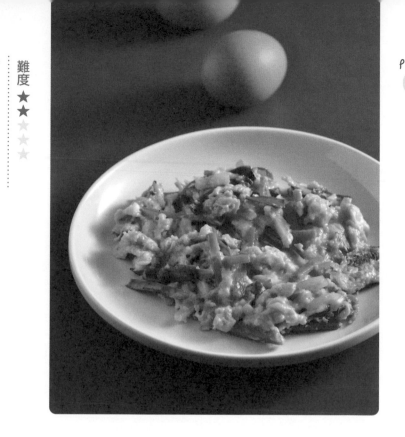

三絲炒蛋

難度 ★★
★☆
★☆
☆

⏰ 8分鐘・2人份

材料

- 紅蘿蔔1小段
- 韭菜1小株
- 干貝1～2顆
- 蛋2顆
- 調味料
  醬油適量

做法

①紅蘿蔔去皮，洗淨，切成絲；韭菜切去根部，洗淨，切段；干貝洗淨，用手剝成絲狀；蛋打散，加點醬油拌勻。

②炒鍋中倒點油，先將干貝絲放入炒熟，再加入紅蘿蔔絲炒至去生，再加進韭菜炒至軟。

③在做法②中倒入蛋液，快炒至蛋熟即可。

小祕訣　這道菜，我只在蛋中加了醬油調味。較重口味的朋友，可以在炒紅蘿蔔、干貝和韭菜時，先加少許鹽調味。

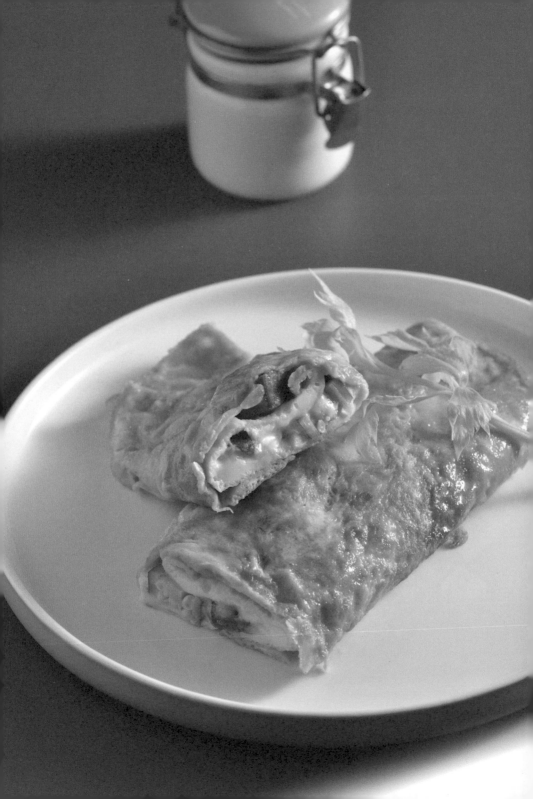

秋葵蛋餅

難度 ★
☆☆☆☆

⏰ 5分鐘・2人份

材料

- 秋葵3～4根
- 蛋2顆

- 調味料
  鹽適量
  醬油適量

做法

① 秋葵切去根部，洗淨，切成星星片狀；蛋打散，加點醬油拌勻。

② 取一深鍋，加入水（能蓋過食材的水量），待水滾後，倒點油和鹽，再將秋葵放入，燙至去生。撈起備用。

③ 炒鍋中倒點油，待油熱，將蛋液倒入，煎至蛋熟，把做法②的秋葵鋪在上面，再從靠近身體這端，把蛋往前捲起即可。

小祕訣

有些人不愛吃秋葵，這道蛋餅中，將秋葵切成星星片狀，又用厚厚的蛋捲起，或許能讓他們對秋葵改觀。

馬鈴薯紅蘿蔔山藥蛋餅

難度 ★★☆☆☆

⏰ 10分鐘・2人份

材料

- 馬鈴薯50克
- 紅蘿蔔50克
- 山藥50克
- 蛋2顆

- 調味料
  鹽適量

做法

① 馬鈴薯去皮，洗淨，切成絲；紅蘿蔔去皮，洗淨，切成絲；山藥去皮，洗淨，切成絲；蛋打散。

② 取一深鍋，加入水（能蓋過食材的水量），待水滾後，倒點油和鹽，將馬鈴薯、紅蘿蔔和山藥放入，煮至熟，撈起備用。

③ 將所有材料混合在一起，加點鹽調味。

④ 炒鍋中倒點油，待油熱，將做法③ 倒入，以中小火慢慢煎至蛋熟即可。

小祕訣

先將馬鈴薯、紅蘿蔔和山藥煮熟，就能加快煎蛋的時間。

材料如果不先煮熟，就小火慢煎也可以。

🍴 小叮嚀　　山藥的營養價值很高，能健脾補肺，多食用有明目的功效。

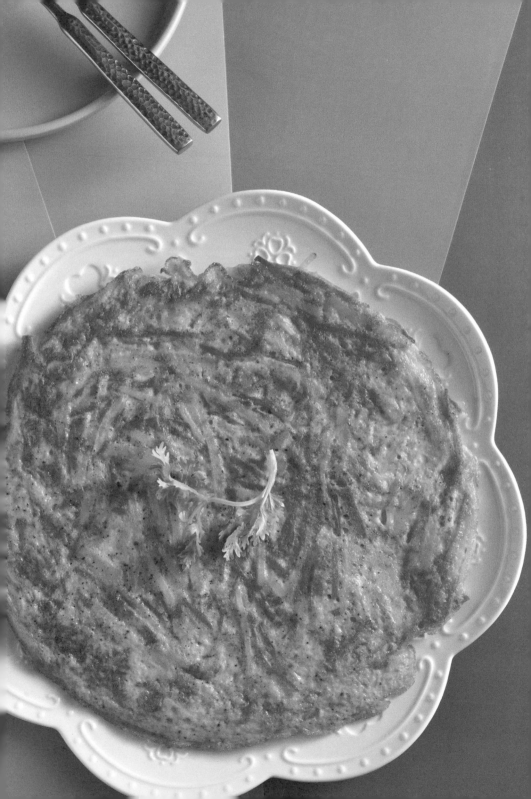

茶葉蛋

◎ 2小時・10人份

難度 ★
★☆☆☆

材料

- 蛋10顆
- 紅茶包1包
- 滷包1包
- 水2000c.c

- 調味料
  醬油適量

做法

① 蛋洗淨外殼，瀝乾備用。

② 取一深鍋，將蛋放進鍋中，在鍋中加入水（需蓋過蛋），開中火慢慢煮，煮滾大約5分鐘，將蛋撈起泡冷水，在蛋殼上用湯匙輕輕敲出蛋痕。

③ 另起一鍋，在鍋中放入2000c.c的水、醬油、紅茶包、滷包和做法②的蛋，開火煮滾後轉小火，慢慢煮約30分鐘，關火燜30分鐘，再開火煮30分鐘，關火燜30分鐘，總共三次這樣的步驟。

小祕訣

煮茶葉蛋除了要反覆滷煮，最好能在前一天先滷好，隔天再吃，這樣會比較入味。

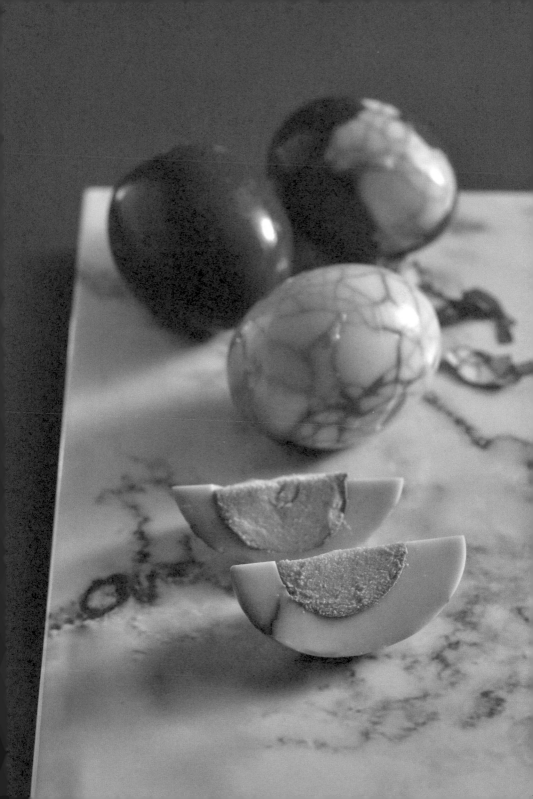

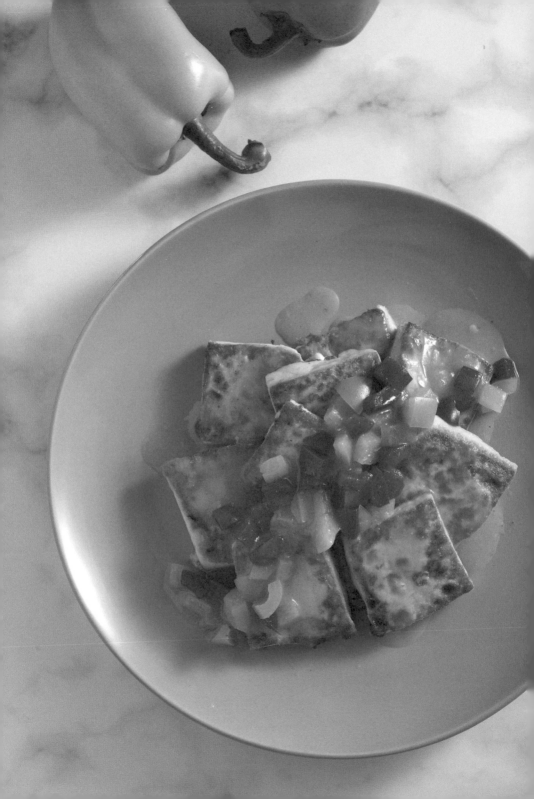

彩椒燴雞蛋豆腐

⏰ **10**分鐘・**2**人份

難度 ★★★★★

材料

- 彩椒各1/4顆
- 雞蛋豆腐1塊
- 地瓜粉適量
- 水適量

- 調味料
  醬油適量

做法

① 彩椒洗淨，切成丁狀；雞蛋豆腐切成厚片狀；地瓜粉和水兌開，攪拌至沒有顆粒。

② 炒鍋中倒點油，待油熱，將雞蛋豆腐放入煎至兩面焦黃。

③ 在做法②中加入彩椒，加點醬油、水，轉中小火，蓋上鍋蓋，慢慢煮至豆腐熟且入味。將地瓜粉水倒入勾芡即可。

小祕訣

如果不喜歡勾芡，可以直接省略掉這一步驟。

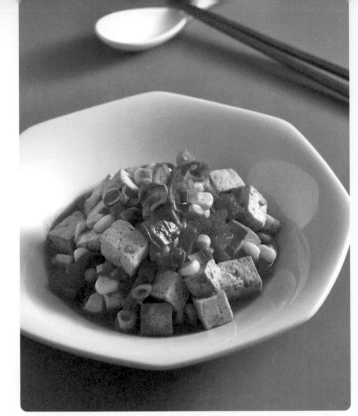

蕃茄玉米燒豆腐

⏰ **10** 分鐘 · **2** 人份

難度 ★
★ ☆ ☆ ☆

材料

- 蕃茄1/2顆
- 玉米1小段
- 板豆腐1/2塊
- 蔥綠1小段
- 調味料
  醬油適量
  砂糖少許

做法

① 蕃茄切去蒂頭,洗淨,切小丁;玉米洗淨,摘下玉米粒;板豆腐洗淨,切成丁狀;蔥綠洗淨,切成蔥花。

② 炒鍋中倒點油,待油熱,放入蕃茄,炒出香氣。

③ 再將豆腐放入,煎炒至微焦,續入玉米粒,並加點醬油、砂糖和水,蓋上鍋蓋,燜煮至豆腐熟且入味,最後撒上蔥綠即可。

小祕訣 蕃茄和玉米本身就帶有甜味,因此,砂糖的用量可以酌減甚至不加。

泡菜燒板豆腐

難度 ★☆☆☆☆
⏰ 5分鐘・1人份

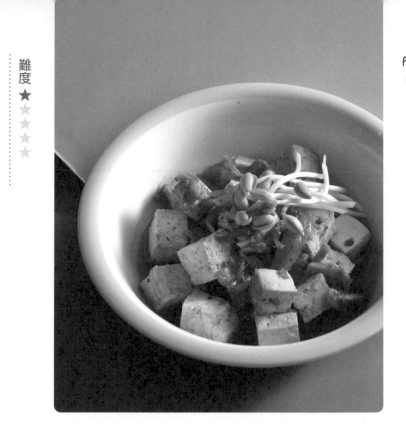

材料

- 泡菜適量
- 板豆腐1/2塊
- 綠豆芽菜1小把
- 調味料
  醬油適量
  砂糖少許
  泡菜汁少許

做法

① 泡菜切成適口大小；板豆腐洗淨，切成適口大小；綠豆芽菜洗淨，瀝乾備用。

② 取一深鍋，加入水（能蓋過食材的水量），待水滾後，倒點油和鹽，將豆芽菜放入，燙至去生，撈起備用。

③ 炒鍋中倒點油，待油熱，將板豆腐放入，煎炒至微焦。加入泡菜，倒點泡菜汁，加點醬油和砂糖，轉中小火，蓋上鍋蓋，慢慢煮至豆腐熟且入味。起鍋前加進綠豆芽菜拌勻即可。

 小祕訣　做泡菜料理時，將泡菜汁加入，會更有滋味。

紅蘿蔔南瓜菇菇濃湯

難度 ★★★☆☆

⏰ 15分鐘・1人份

材料

- 紅蘿蔔30克
- 南瓜30克
- 水300ml
- 美白菇和鴻喜菇適量

- 調味料
  鹽適量
  義大利香料少許

做法

① 紅蘿蔔去皮，洗淨，切成小塊；南瓜洗淨，切成小塊；美白菇和鴻喜菇切去根部，洗淨，剝成小朵。

② 炒鍋中倒點油，將美白菇和鴻喜菇放入，炒至微焦。

③ 將紅蘿蔔、南瓜和水倒入食物料理機，攪打均勻。

④ 取一深鍋，將做法③倒入，以中小火慢慢煮滾，加點鹽調味，再將美白菇和鴻喜菇加入，最後撒上一點義大利香料即可。

小祕訣

❶ 濃湯也是很好呈現的料理方式。將各種護眼食材加在一起，用食物料理機攪打均勻再煮滾，就是一道美味湯品。

❷ 如果沒有義大利香料，也可以切點蔥末或香菜末，最後撒上即可。

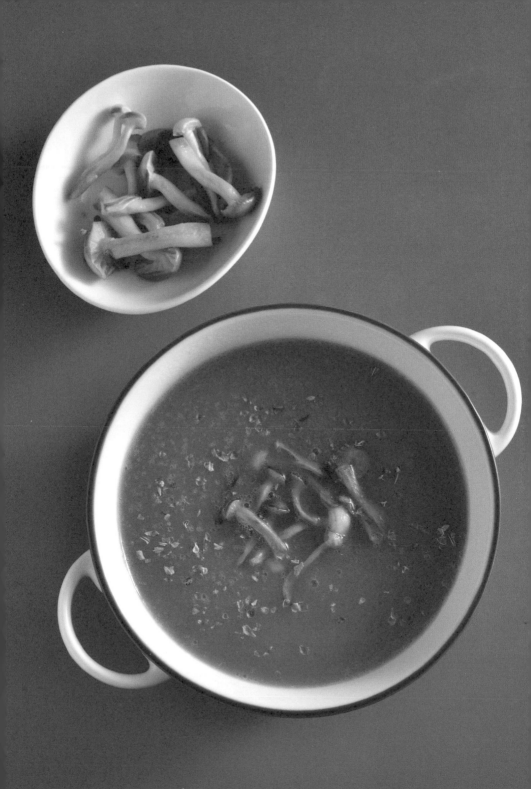

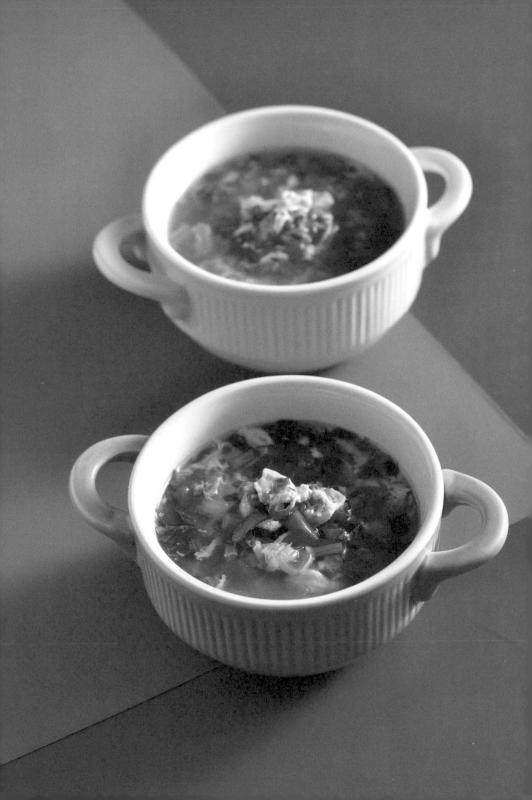

菠菜蛋花湯

難度 ★
★★★
★★

🕐 **10** 分鐘・**1** 人份

材料

- 菠菜1小把
- 紅蘿蔔1小段
- 蛋1顆

- 調味料
  鹽適量
  蔬菜風味調味粉適量

做法

① 菠菜切去根部，洗淨，切成末；紅蘿蔔去皮，洗淨，切成末；蛋打散成蛋液。

② 取一小鍋，鍋中放入適量的水，開火。待水滾後，先加入紅蘿蔔末煮至快要熟軟，再加入菠菜。用調味粉和鹽調味，最後打上蛋液即可。

 小叮嚀

菠菜含有豐富的 β-胡蘿蔔素，是護眼的好食材。如果家中小朋友不愛吃蔬菜，不妨切成末或用攪拌機攪成碎碎的，再加入水煮成湯，會很好入口喔！

剝皮辣椒蛋包湯

難度 ★☆☆☆☆

⏰ 5分鐘・2人份

材料

- 剝皮辣椒1～2根
- 蛋2顆
- 水適量

- 調味料
  鹽適量
  剝皮辣椒湯汁
  適量

做法

① 剝皮辣椒切成細長條；蛋洗淨外殼，先打在碗中備用（不攪散）。

② 取一深鍋，加入適量的水，待水滾後，倒入一點剝皮辣椒湯汁，並加點鹽調味。

③ 另取一深鍋，加入水，待水滾，將做法①的蛋倒入，並立刻關火，當蛋包開始凝固，開小火，靜待蛋包慢慢成型，撈出備用，總共做出兩顆蛋包。

④ 將做法③的蛋包和剝皮辣椒加入做法②即可。

小祕訣

煮蛋包時，會產生很多浮末，所以用另一鍋水煮。這樣一來，成品的湯才會乾淨。

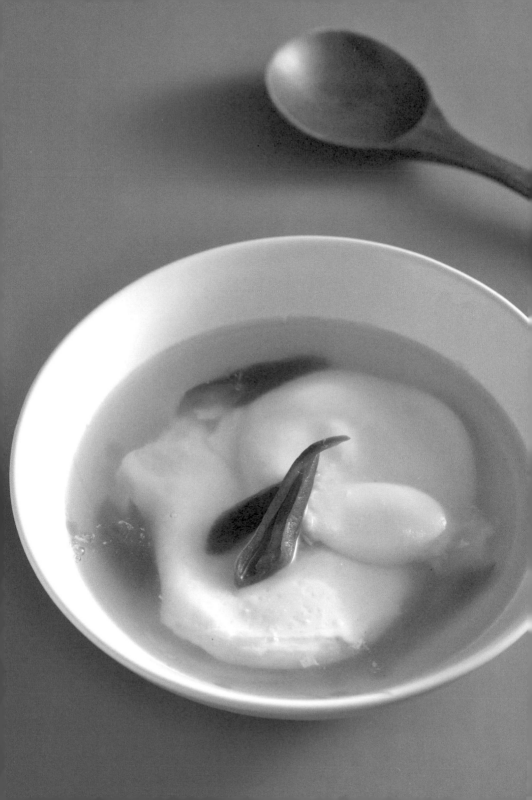

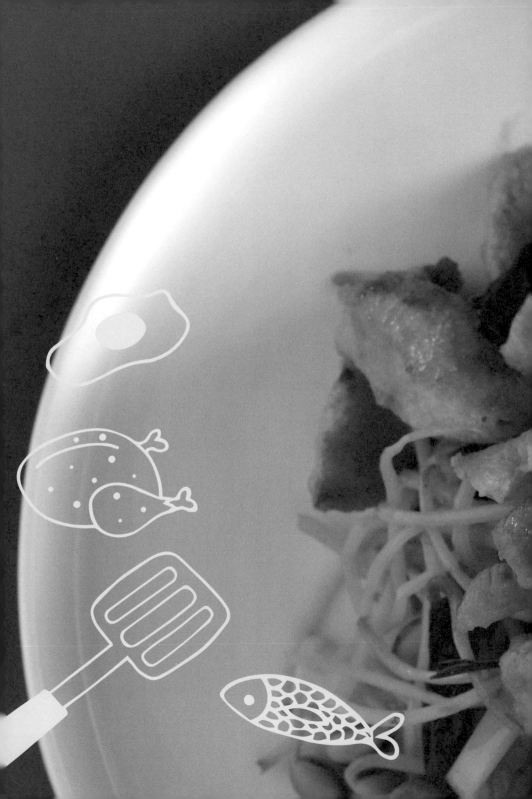

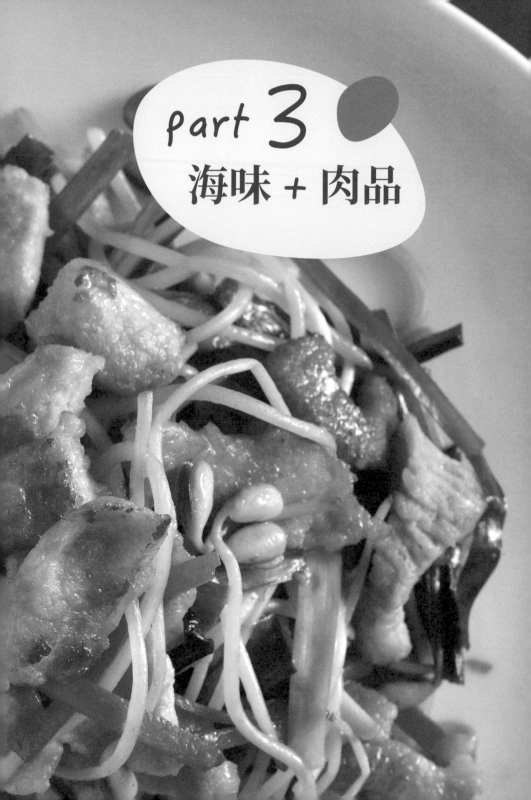

part 3
海味 + 肉品

綠花椰菜干貝

難度 ★★★★★

🕐 8分鐘・2人份

材料

- 干貝7～8顆
- 綠花椰菜半朵

- 調味料
  鹽適量
  胡椒適量
  橄欖油適量

做法

①干貝洗淨；綠花椰菜切去粗纖維，洗淨，剝成小朵。

②取一深鍋，加入水（能蓋過食材的水量），待水滾後，倒點油和鹽，再把綠花椰菜放入，燙至去生。撈起備用。

③炒鍋中放點油，油熱後將干貝放入，以中小火煎至兩面微焦。取出備用。

④將做法②的綠花椰菜和做法③的干貝擺盤，淋點橄欖油，加點鹽和胡椒，用筷子拌勻即可。

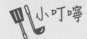 小叮嚀　綠花椰菜中含有葉黃素，是預防視網膜病變的天然食材，可以多加食用。

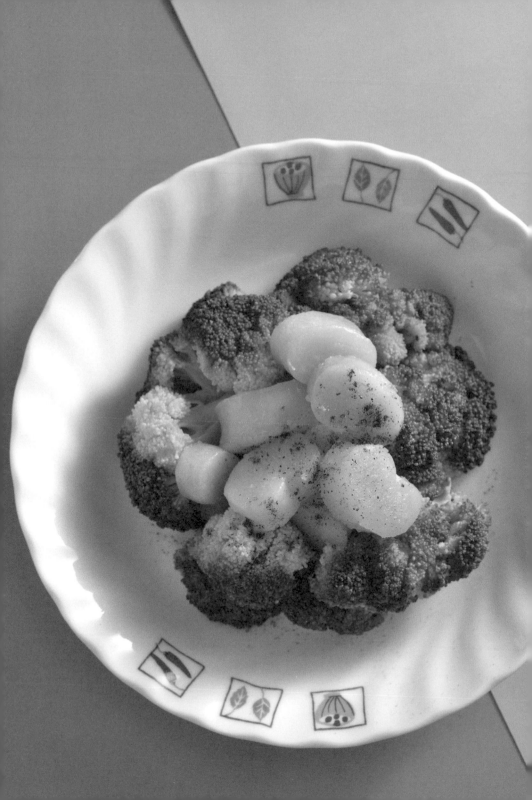

清蒸蛤蜊

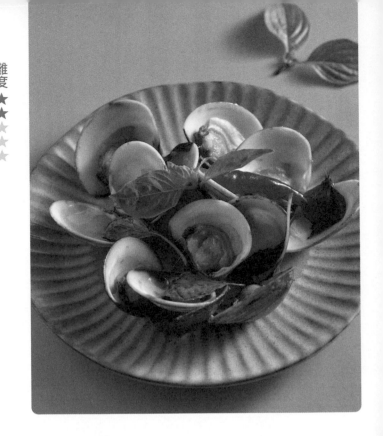

難度 ★★

⏰ 10 分鐘・1 人份

評等 ★★★★★

材料

- 蛤蜊數顆
- 九層塔1小株
- 調味料
  醬油膏適量

做法

① 蛤蜊泡鹽水,約半天時間,之後洗淨外殼,再放在盤子裡;九層塔摘下葉子,泡水。

② 深鍋中放些水,擺上蒸菜架,待水滾後,將整盤的蛤蜊放在架子上,蓋上鍋蓋,蒸至蛤蜊殼開。連同盤子一起取出。

③ 炒鍋中倒點油,將九層塔放入炒軟,再加在做法②上,淋點醬油膏即可。

小祕訣

❶ 煮蛤蜊前,要先泡過鹽水,蛤蜊會吐沙,煮熟後才不會吃到沙。

❷ 喜歡吃辣的話,可以在炒九層塔時,也加入辣椒一起炒。

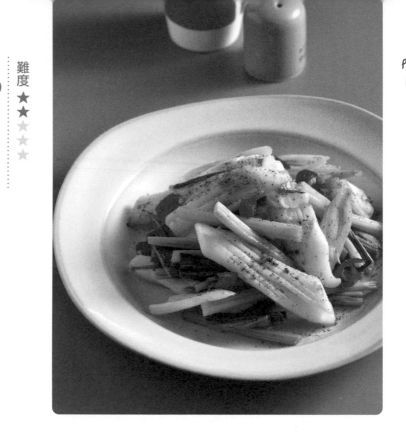

蒜芹軟絲

⏰ **10** 分鐘・**2** 人份

難度 ★★★★★

材料

- 長蒜1根
- 芹菜1小株
- 軟絲半條
- 紅辣椒1條
- 調味料
  鹽適量
  米酒少許
  胡椒少許

做法

① 長蒜切去根部，洗淨，蒜白的部分切斜段，蒜綠的部分切長段；芹菜摘去葉子，梗部洗淨，切段；軟絲洗淨，切長條片狀；紅辣椒切去頭部，洗淨，切小圈。

② 炒鍋中倒點油，待油熱，先放入蒜白，以中小火炒至微焦。再放入軟絲，慢慢炒至熟，並沿著鍋邊淋點米酒。接著放進蒜綠、芹菜梗和紅辣椒，加點鹽調味，起鍋前撒點胡椒即可。

小祕訣

❶ 料理海鮮類食材，淋點米酒，可以去腥。
❷ 如果手邊沒有長蒜，也可以用長蔥代替。

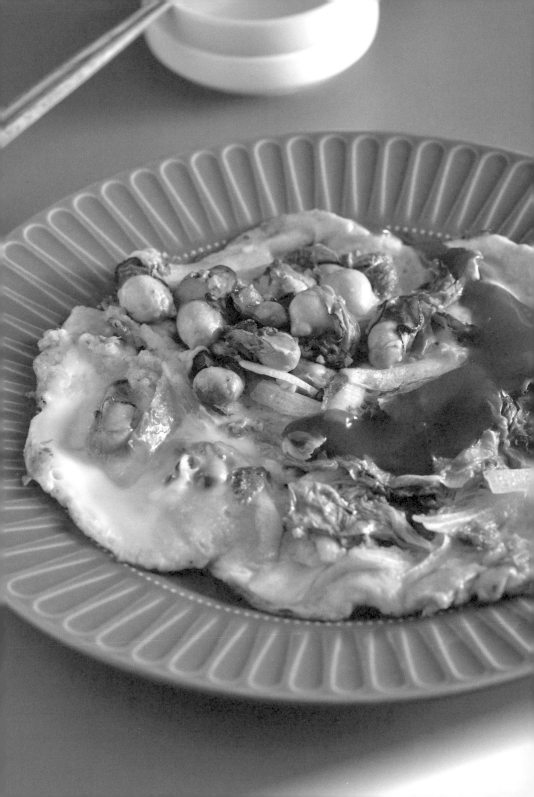

牡蠣蛋煎

難度 ★
☆☆☆☆

⏰ 5分鐘・1人份

材料

- 牡蠣數顆
- 蛋2顆
- 小白菜1小把

- 調味料
  海山醬適量

做法

① 牡蠣洗淨，瀝乾備用；蛋打散；小白菜切去根部，洗淨，切段。

② 炒鍋中倒點油，待油微熱，將牡蠣放入，煎至微焦。

③ 再把小白菜放入，炒至熟軟。

④ 加進蛋液，煎至蛋熟，取出擺盤。

⑤ 在做法④上淋上海山醬即可。

小祕訣

如果沒有海山醬，也可以用醬油、砂糖、蕃茄醬、白醋，調成接近的醬汁。

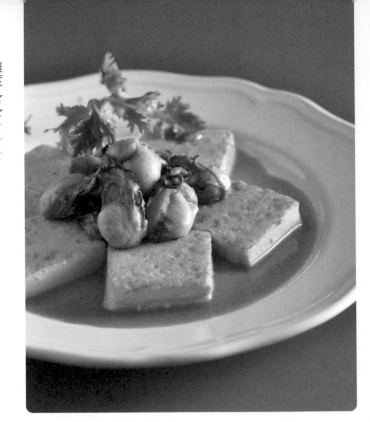

蚵仔燒雞蛋豆腐

⏰ 10分鐘・2人份

難度 ★★☆☆☆

材料

- 蚵仔6～7顆
- 雞蛋豆腐1塊
- 調味料
  醬油適量

做法

① 蚵仔洗淨，瀝乾備用；雞蛋豆腐切成厚片狀。

② 炒鍋中倒點油，待油熱，放入雞蛋豆腐，煎至兩面焦黃。

③ 放入蚵仔，倒點醬油，轉中小火，蓋上鍋蓋，煮至蚵仔熟即可。

小祕訣 蚵仔易熟，所以先將雞蛋豆腐煎熟，最後再放入蚵仔煮，才不會因為煮過久，使蚵仔變縮。

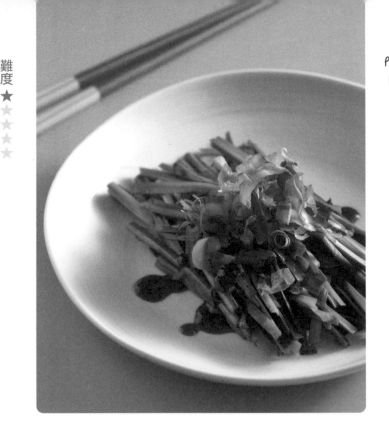

柴魚韭菜

難度 ★
★ ★ ★
★ ★

🕐 5分鐘・2人份

材料

- 韭菜1小把
- 柴魚片適量
- 調味料
  醬油膏適量

做法

① 韭菜切去根部，洗淨，切長段。

② 取一深鍋，加入水（能蓋過食材的水量），待水滾後，倒點油和鹽，再把韭菜放入，燙至去生。撈起擺盤。

③ 在做法②上淋點醬油膏，並撒上柴魚片即可。

 小叮嚀　深綠色蔬菜，是護眼的好食材，多吃有益。韭菜就是其一。

烤味噌鮭魚

難度 ★★☆☆☆

⏰ 15分鐘・4人份

材料

- 鮭魚1片
- 檸檬1/4顆

- 調味料
  味噌適量
  米酒少許

做法

① 鮭魚洗淨，用廚房紙巾擦乾，兩面皆抹上味噌，並淋點米酒，放入冰箱冷藏半天左右。

② 烤箱以200℃預熱，再將做法①的鮭魚放入，烤約10~15分鐘，至魚肉熟了即可。

③ 食用時，可以擠點檸檬汁，味道更有層次。

小祕訣

每家的烤箱功率不太一樣，建議視魚肉的熟度稍加調整烤溫與時間。

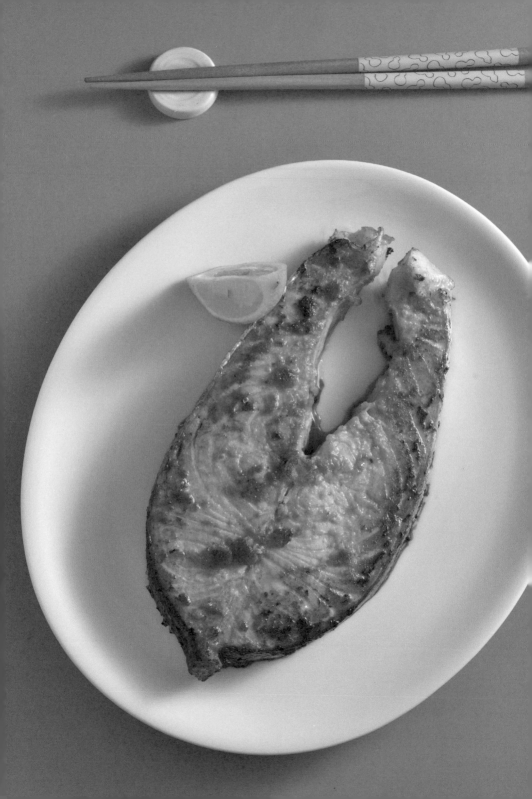

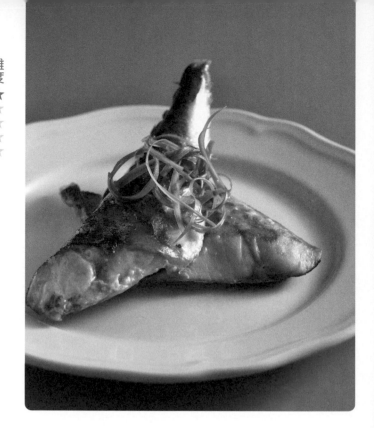

乾煎鯖魚

⏰ 10分鐘・2人份

難度 ★★★★★

材料

- 鯖魚1尾
- 調味料
  鹽適量

做法

① 鯖魚洗淨，切成片狀，用廚房紙巾擦乾，在魚身上抹鹽。

② 炒鍋中倒點油，待油熱，放入鯖魚，煎至魚肉熟了且有些焦黃即可。

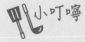 小叮嚀　DHA能幫助兒童視力發育，延緩成年人視力退化。鯖魚含有大量的DHA，經常食用鯖魚，對眼睛很有幫助。

然而孩童每天的食量有限，每日飲食+營養補充攝取足量DHA是很重要的！

可以選擇市面上天然藻油製成的補充品，素食者也可食用，Q軟口感的劑型，兒童接受度高。記得選用符合TFDA核可藻油，無重金屬殘留才健康。

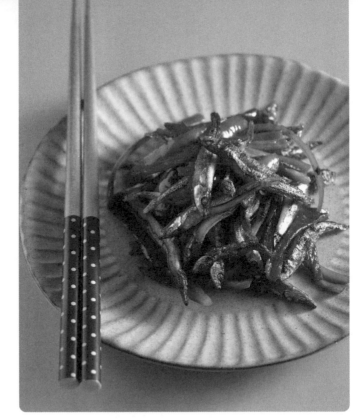

雙椒魚乾

⏰ **8分鐘・2人份**

難度 ★★
★★★
★★★
★☆

材料

- 生丁香魚數尾
- 青辣椒3～4根
- 紅辣椒3～4根
- 調味料
  醬油適量
  砂糖少許
  米酒少許

做法

① 丁香魚洗淨，瀝乾備用；青辣椒切去頭部，洗淨，切長條狀，去籽；紅辣椒切去頭部，洗淨，切長條狀，去籽。

② 炒鍋中倒點油，待油熱，將生丁香魚放入，以中火慢慢炒至熟且微焦，沿著鍋邊淋點米酒，取出備用。

③ 原鍋中再加少許油，將青辣椒和紅辣椒放入，以小火慢慢炒至去生。將做法②的丁香魚加入，沿著鍋邊淋點醬油，加點砂糖，快速炒勻即可。

小祕訣 如果想要口感更有層次，也可以加些對眼睛有益的花生或堅果，拌勻後一起吃。

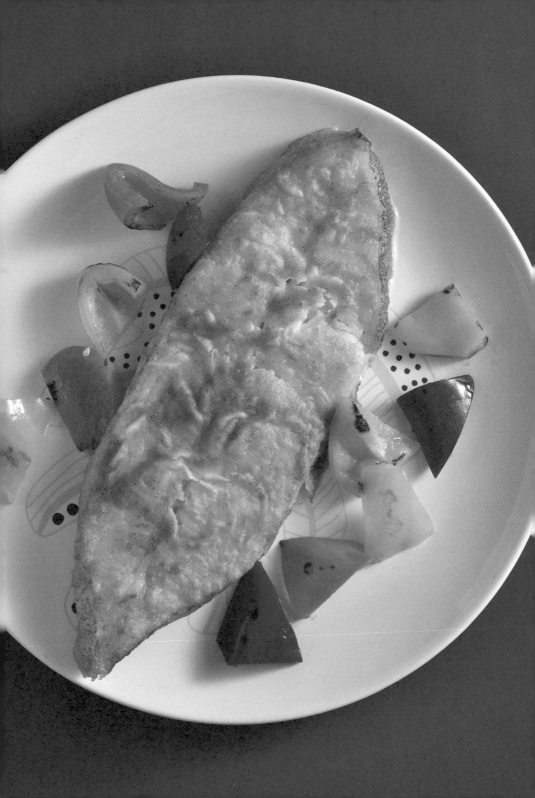

彩椒鱈魚片

⏰ **15** 分鐘・**4** 人份

難度 ★★★★★★★☆☆☆

材料

- 鱈魚1片
- 彩椒適量
- 蛋1顆
- 麵粉適量

- 調味料
  鹽適量

做法

① 鱈魚洗淨，用廚房紙巾擦乾，魚身上抹點鹽；彩椒洗淨，切成適口大小；蛋打散。

② 將做法①的鱈魚先沾裹上一層蛋液，再沾裹上一層麵粉，抖去多餘的麵粉，稍微靜置備用。

③ 炒鍋中倒點油，待油熱，將做法②的鱈魚放入，以中火慢慢煎，煎至底下那一面微焦，翻面，蓋上鍋蓋，煎至魚肉熟了。取出擺盤。

④ 另取一炒鍋，倒點油，放入彩椒，炒至微焦，取出放在做法③上即可。

 小叮嚀　彩椒富含維生素C和胡蘿蔔素，想要護眼，也可以多吃。

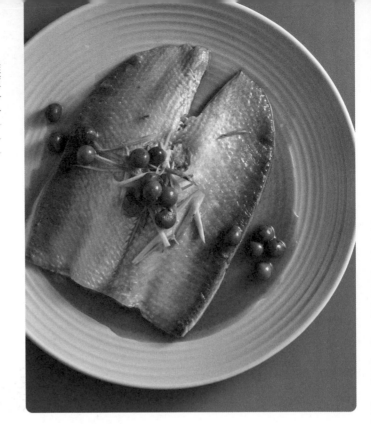

樹子燒虱目魚

⏰ **15** 分鐘・**4** 人份

難度 ★★☆☆☆

材料

- 虱目魚肚1片
- 薑1小塊
- 樹子數顆
- 調味料
  醬油適量
  米酒少許
  樹子醬汁少許

做法

① 虱目魚肚洗淨，瀝乾備用；薑洗淨，切絲。

② 炒鍋中倒點醬油、樹子醬汁、米酒，再加入薑絲和虱目魚肚、樹子，蓋上鍋蓋，以中小火煮至魚肚熟了即可。

 小叮嚀　虱目魚含有豐富的Omega-3脂肪酸和DHA，護眼的價值不輸給深海魚。臺灣養殖的虱目魚，美味易煮，營養價值也很高。

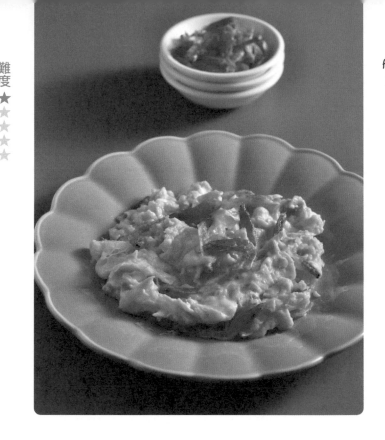

櫻花蝦炒蛋

難度 ★
★★★★
★★★★
★

🕐 5分鐘・2人份

材料

- 櫻花蝦1小撮
- 蛋2顆
- 調味料
  醬油適量

做法

① 櫻花蝦洗淨，瀝乾備用；蛋打散，加點醬油拌勻。

② 炒鍋中倒點油，先放入櫻花蝦，以小火炒出香氣。再加入蛋液，快速把蛋炒熟即可。

 小叮嚀　雞蛋中的蛋黃，含有對眼睛有益的葉黃素，也是護眼的天然好食材。

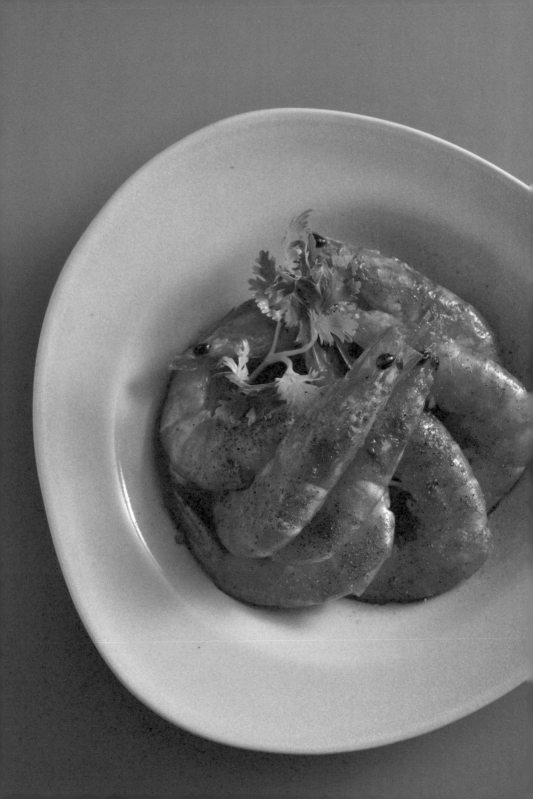

胡椒蝦

難度 ★★
★★
★★

🕐 **8**分鐘・**2**人份

材料

- 大蝦7～8尾

- 調味料
  鹽適量
  胡椒適量
  米酒少許

做法

① 大蝦剪去鬚腳，挑去腸泥，洗淨。

② 炒鍋中倒點油，待油熱，放入大蝦，沿著鍋邊淋點米酒，蓋上鍋蓋，燜至蝦子熟了。

③ 在做法②中加點鹽和胡椒，快速拌炒均勻即可。

 小叮嚀　蝦紅素是一種酮式類胡蘿蔔素，被歸為葉黃素的一種，對護眼也有幫助。

櫛瓜鑲蝦仁

難度 ★★★☆☆

⏰ 15分鐘・2人份

材料

- 櫛瓜1/2條
  （如果買到的比較小條，則用1條）
- 蝦仁7～8尾
- 地瓜粉（或蓮藕粉）少許
- 枸杞數顆
- 調味料
  鹽適量
  米酒少許

做法

① 櫛瓜切去蒂頭，洗淨，切厚圓片狀；蝦仁去腸泥，洗淨，剁碎，拌點地瓜粉和米酒，攪勻成蝦泥；枸杞泡水至軟。

② 取一盤子，先將櫛瓜排在盤子上，再將做法①的蝦泥平均鋪在櫛瓜上，最後再放上一顆枸杞。

③ 取一深鍋，鍋中加水，並放上蒸菜架，待水滾後，將做法②整盤放在架子上，蓋上鍋蓋，蒸至蝦泥熟了即可。

小叮嚀 深綠色蔬菜和蝦子、枸杞都含有對眼睛有益的營養素，變化不同的料理方式，不但能產生不一樣的視覺效果，也能吃到不同的美味，還攝取到營養。

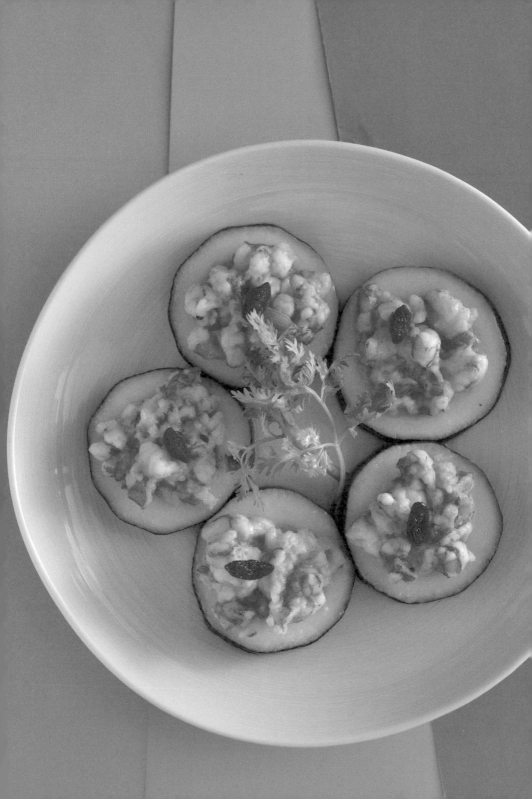

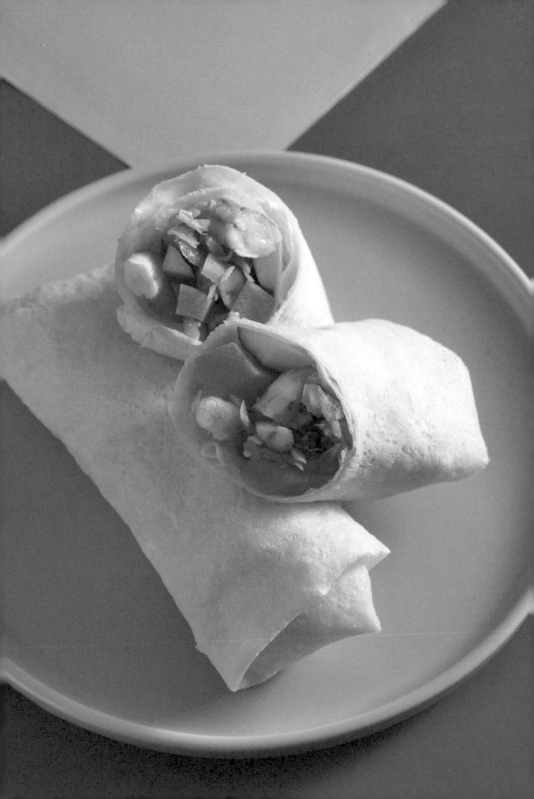

蝦仁捲

⏰ 15 分鐘・1 人份

難度 ★★★☆☆

材料

- 蝦仁6尾
- 小黃瓜1/2根
- 紅蘿蔔1小段
- 酸菜1～2葉
- 潤餅皮2張

- 調味料
  鹽適量
  砂糖少許

做法

① 蝦仁去腸泥，洗淨，瀝乾備用；小黃瓜洗淨，切長段；紅蘿蔔去皮，洗淨，切長段；酸菜洗淨，用手擰乾，切碎。

② 炒鍋中倒點油，待油熱，將酸菜放入，以小火慢慢炒，加點砂糖，炒至酸菜出香氣。

③ 另取一深鍋，加入水（能蓋過食材的水量），待水滾後，倒點油和鹽，將小黃瓜和紅蘿蔔放入，燙至去生，撈起備用；另取一炒鍋，倒點油，將蝦仁放入炒熟，加點鹽調味。

④ 取一張潤餅皮，依序包入小黃瓜、紅蘿蔔、3尾蝦仁、炒熟的酸菜，從靠近身體處往前包起，最後從中間斜切一刀即可。（也可以不切）

 小叮嚀　小黃瓜、紅蘿蔔和蝦仁，都是護眼的好食材，可以藉由不同的料理方法，做出不一樣的菜餚，就能常攝取有益眼睛的營養素。

蘆筍炒蝦仁

難度 ★★
★★
★

⏰ 8分鐘・2人份

材料

- 蘆筍1小把
- 蝦仁7～8尾

- 調味料
  鹽適量
  胡椒少許

做法

① 蘆筍削去粗絲,洗淨,切長段;蝦仁挑去腸泥,洗淨備用。

② 取一深鍋,加入水(能蓋過食材的水量),待水滾後,倒點油和鹽,將蘆筍放入,燙至去生,撈起備用。

③ 炒鍋中倒點油,待油熱,將蝦仁放入,炒熟。再加入蘆筍、鹽,快速拌炒均勻,最後撒點胡椒即可。

有些蘆筍本身就很嫩,無需再削去粗纖維。

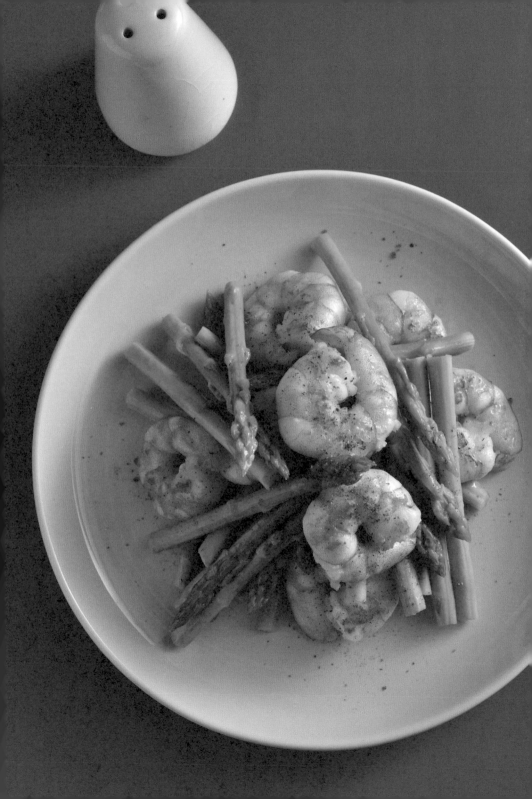

蕃茄燒大蝦

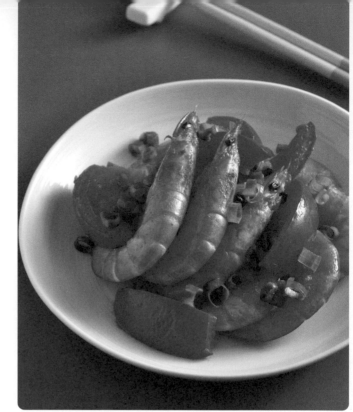

材料

- 蕃茄1顆
- 大蝦7～8尾
- 蔥綠1小段
- 調味料
  醬油適量
  砂糖少許
  水適量

做法

① 蕃茄切去蒂頭，對切，再切成四等分的半月形；蝦子剪去鬚腳，取出腸泥，洗淨；蔥綠洗淨，切蔥花。

② 炒鍋中倒點油，先放入蕃茄，以中小火慢慢炒至蕃茄微焦，再加入大蝦翻炒。待大蝦半熟時，沿著鍋邊淋點醬油，加點砂糖，再加點水，蓋上鍋蓋，燜煮至蝦熟，取出擺盤。

③ 在做法②撒上蔥花即可。

🍴小叮嚀　蕃茄含有茄紅素、葉黃素和β－胡蘿蔔素，都對護眼有益，常吃可以預防眼部疾病。

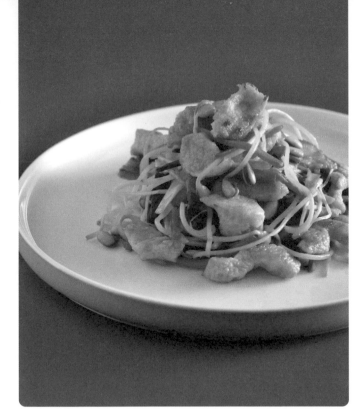

豆芽松阪豬

難度 ★★★★★
🕐 8分鐘・1人份

材料

- 綠豆芽菜1小把
- 紅蘿蔔1小段
- 韭菜1小株
- 松阪豬1/4片
- 調味料
  鹽適量

做法

① 綠豆芽菜洗淨，瀝乾備用；紅蘿蔔去皮，洗淨，切成絲；韭菜切去根部，洗淨，切段；松阪豬肉洗淨，切成適口大小。

② 炒鍋中倒點油，先將豬肉放入，炒至將熟，再將綠豆芽菜、紅蘿蔔絲放入，炒至去生，肉也熟了，最後放進韭菜，加點鹽，快炒均勻即可。

 小祕訣 韭菜易熟軟，最後再放入，才不會炒過久。

高升排骨

難度 ★★★★★

20分鐘・2人份

材料

- 豬子排3～4支
- 調味料

酒1小匙	醬油4小匙
砂糖2小匙	水5小匙
白醋3小匙	

做法

① 子排洗淨，瀝乾備用。

② 取一深鍋，將子排擺入。依序加入所有調味料，先開大火煮滾，當朝下那一面變色了，翻面，當兩面都變色了，轉成中火，蓋上鍋蓋，慢慢燉煮至肉熟且湯汁快要收乾即可。

小祕訣

這道菜之所以叫做高升排骨，正是因為調味料的比例節節高升。因此，料理時，可以依據排骨的數量，增減調味料，只要記得，要按照1：2：3：4：5這樣的比例更動即可。

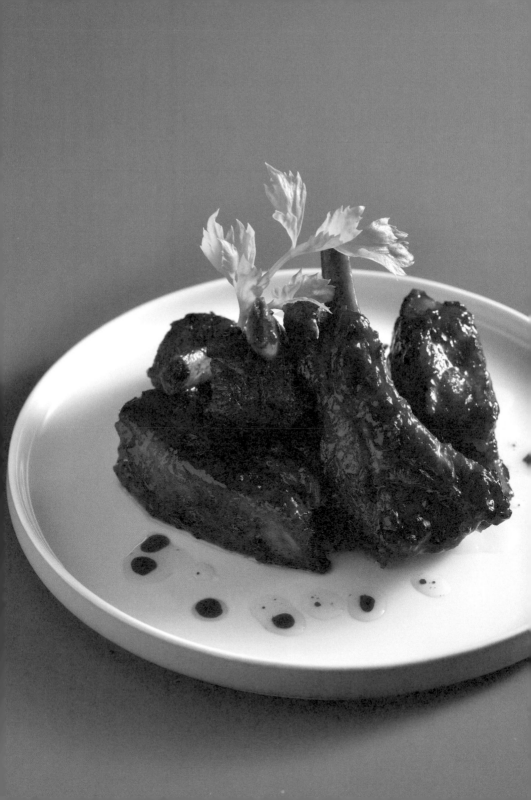

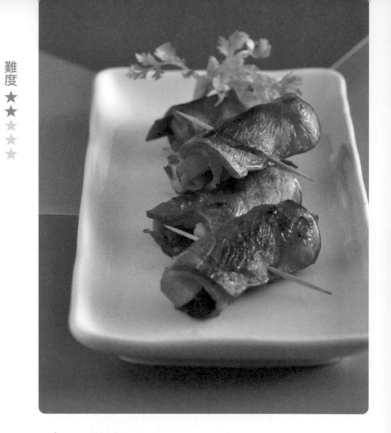

培根捲

⏰ 10 分鐘 · 1 人份

難度 ★★

★★★★★

材料

- 培根3片
- 剝皮辣椒3條
- 青蔥1根
- 紅蘿蔔1小段
- 竹籤數支
- 調味料
  鹽適量

小祕訣

除了青蔥和紅蘿蔔,也可以包入小黃瓜、四季豆、金針菇等食材,一樣營養又美味。

做法

① 每一片培根都從中間切成長度只有一半的兩條;剝皮辣椒也切成長度只有一半的兩條;青蔥切去根部,洗淨,切成跟剝皮辣椒一樣長的長段;紅蘿蔔去皮,洗淨,切成跟剝皮辣椒一樣長的長段。

② 取一深鍋,加入水(能蓋過食材的水量),待水滾後,倒點油和鹽,將紅蘿蔔放入,燙至去生,撈起備用。

③ 取一片培根,短邊朝向自己的身體,依序放上剝皮辣椒、青蔥和紅蘿蔔,再慢慢朝前捲起,捲至最後,用竹籤固定。

④ 炒鍋中倒點油,待油熱,將做法③放入,以中小火將培根煎至熟且微焦即可。

培根絲瓜

⏰ **8**分鐘・**1**人份

難度 ★★
★☆☆
★☆

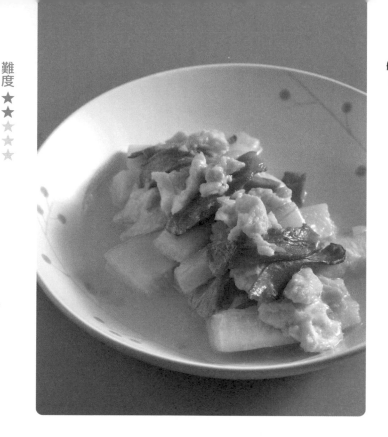

材料

- 培根1〜2條
- 絲瓜半條
- 蛋1顆
- 調味料
  鹽適量

做法

① 培根切成長片狀；絲瓜去皮，洗淨，切成長片狀（和培根同長）；蛋打散。

② 炒鍋中倒點油，待油熱，把蛋液倒入，快速炒熟，撈起備用。

③ 再取一炒鍋，不放油加熱，將培根放入煎至微焦，取出。

④ 做法③的炒鍋中倒點水，再加點油，把絲瓜放入，蓋上鍋蓋，將絲瓜燜至熟軟，加入做法②的蛋液和做法③的培根，加點鹽，拌炒均勻即可。

小祕訣　傳統炒菜時的爆香法，掌廚的人容易吸入過多油煙。所以我已經好多年都是先加些水，再加點油，然後把青菜放進去炒。也許以這樣的方法炒出來的菜，味道沒那麼香，但是卻健康多了。

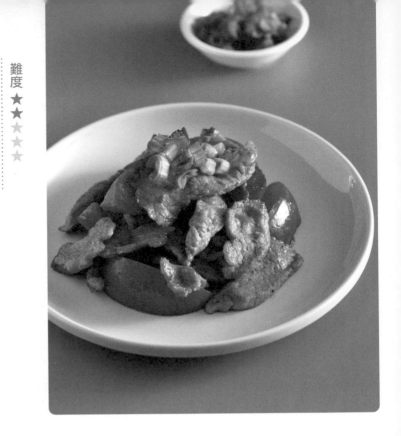

蕃茄肉片

⏰ 10分鐘・2人份

難度 ★★☆☆☆

材料

- 蕃茄1顆
- 豬肉片數片
- 蔥綠1小段
- 調味料
  醬油適量
  砂糖少許
  熱開水適量

做法

① 蕃茄切去蒂頭，洗淨，先對切，再切成四等分的半圓形；豬肉片洗淨，瀝乾備用；蔥綠洗淨，切成蔥花。

② 炒鍋中倒點油，先放入蕃茄炒香，續入豬肉片，沿著鍋邊淋點醬油，加點砂糖，再加點熱開水，蓋上鍋蓋，以中小火將豬肉煮熟且入味，最後撒上蔥花即可。

小祕訣　瘦肉富含蛋白質和維生素B群，在選擇豬肉時，我喜歡使用小里肌。這是豬肉中很軟嫩，脂肪含量也低的部位，很適合用來快炒。

枸杞羊肉片

難度 ★★★★★

🕐 8分鐘・1人份

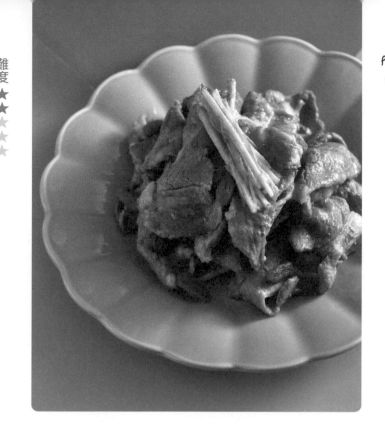

材料

- 羊肉片數片
- 枸杞數顆
- 薑1小段
- 調味料
  米酒少許
  醬油適量

做法

① 羊肉片洗淨，瀝乾備用；枸杞泡水至軟；薑洗淨，切絲。

② 炒鍋中倒點油，把薑和羊肉片放入，以中火炒至肉熟，沿著鍋邊淋點米酒和醬油，最後撒上枸杞即可。

 小叮嚀　蛋白質和維生素B群，都是護眼時要多攝取的營養素，從瘦肉中也能獲得。羊肉屬溫補，不會有太燥熱的困擾。

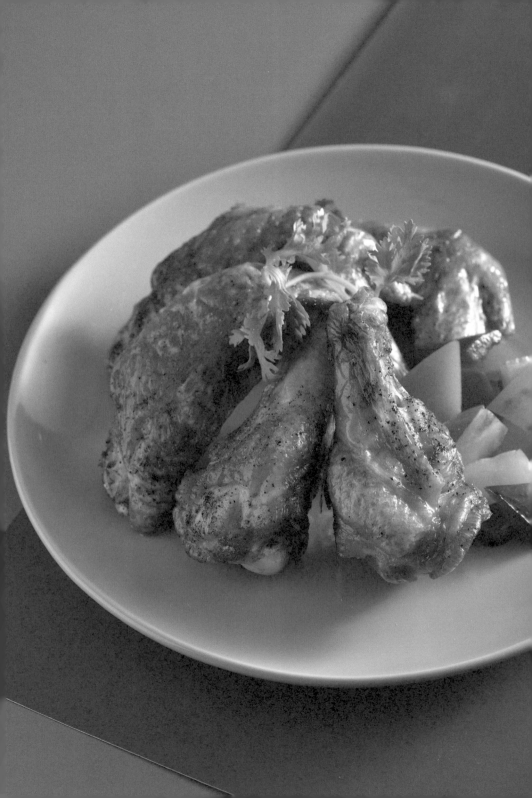

彩椒烤雞翅

⏰ **30** 分鐘・**2** 人份

難度 ★★☆☆☆

材料

- 雞翅2～3隻
- 彩椒1～2顆

- 調味料
  鹽適量
  胡椒適量
  橄欖油適量

做法

① 雞翅洗淨，切成兩截；彩椒洗淨，切成適口大小。

② 取一烤盤，鋪上烘焙紙，淋點橄欖油，擺上雞翅，再淋點橄欖油，撒上鹽和胡椒。烤箱以200℃預熱後，將烤盤放入，烤15分鐘。打開烤箱，取出烤盤，將彩椒鋪在烤盤上，再進爐烤約5分鐘即可。

小祕訣

❶ 以烤箱烘烤的時間與溫度，視不同品牌烤箱的功率，還有購買的雞翅大小，會需要稍加調整。

❷ 如果要吃得更加豐富，還可以再加上對切的小蕃茄，與切成絲狀的洋蔥一起烤。無須開爐火，就有一盤美味的什錦菜了。

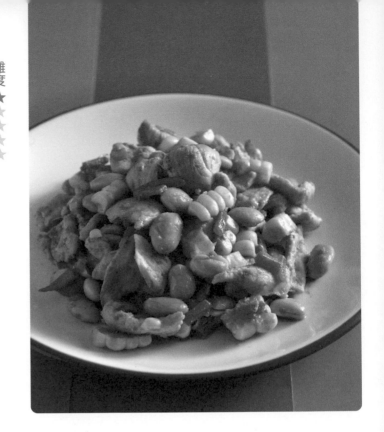

雞胸炒三色

難度 ★☆☆☆☆
⏰ 8分鐘・1人份

材料

- 雞胸肉1/4塊
- 毛豆1小把
- 紅蘿蔔1小段
- 玉米1小段
- 調味料
  沙茶醬適量
  醬油適量

做法

① 雞胸肉去皮，洗淨，切成適口大小；毛豆洗淨，剝除外殼；紅蘿蔔去皮，洗淨，切小丁；玉米洗淨，取下玉米粒。

② 取一深鍋，加入水（能蓋過食材的水量），待水滾後，倒點油和鹽，將毛豆、紅蘿蔔和玉米放入，燙至去生，撈起備用。

③ 炒鍋中倒點油，放入雞胸肉，炒至半熟，加點沙茶醬和醬油，續炒至肉熟，加入做法②的三色蔬菜，快炒均勻即可。

 小叮嚀　這道菜中的所有食材，皆含有護眼的營養素，是道家常好菜，也是常見的便當菜喔！

蒜爆鴨菲力

⏰ **8** 分鐘・**i** 人份

難度 ★★
　　★
　　★
　　★

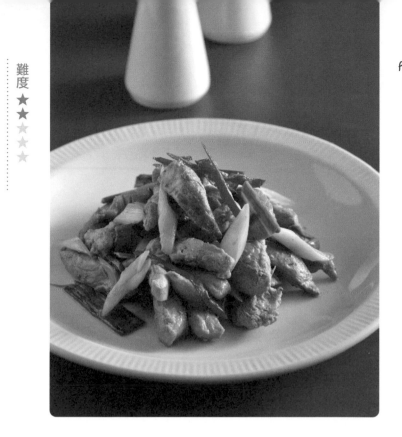

材料

- 鴨菲力1小條
- 長蒜1/2根
- 紅辣椒1根
- 調味料
  鹽適量

做法

① 鴨菲力肉洗淨，切成長條狀；長蒜切去根部，洗淨，蒜白切斜段，蒜綠切長段；紅辣椒切去頭部，洗淨，切成絲。

② 炒鍋中倒點油，先將蒜白炒至微焦，再放入鴨菲力快炒至熟，撒點鹽調味。最後加上蒜綠和紅辣椒炒勻即可。

小祕訣 鴨菲力是鴨胸兩側的肌肉，是整隻鴨最嫩的部分，而且還無油，無骨，除了因攝取瘦肉護眼，對於體重需控制者，也是攝取蛋白質很好的來源。

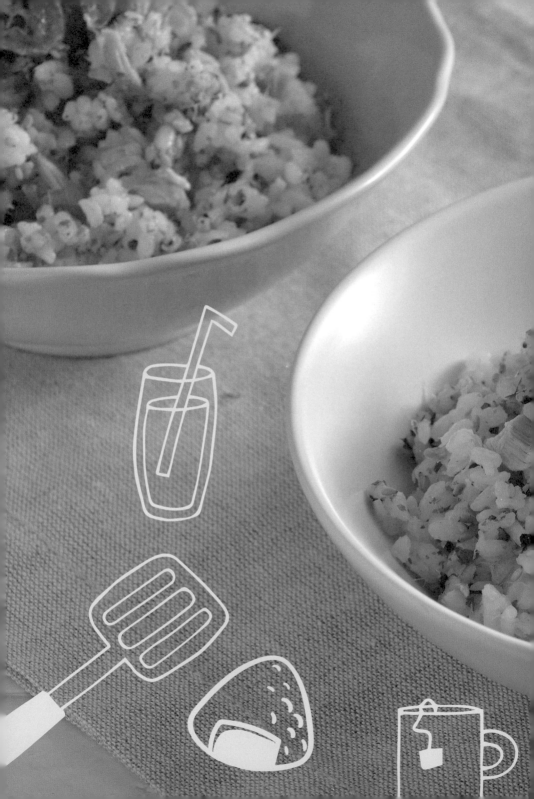

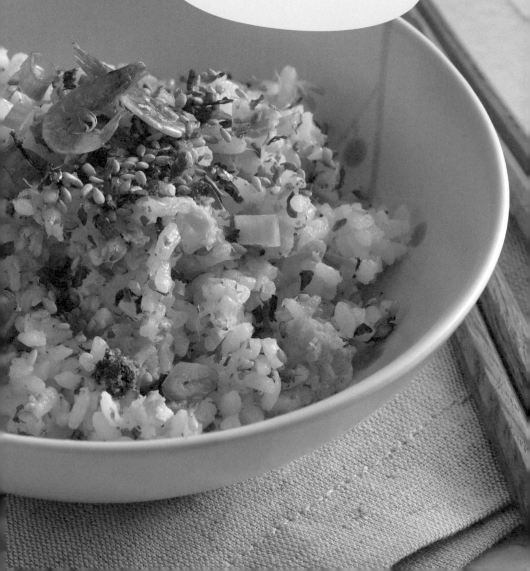

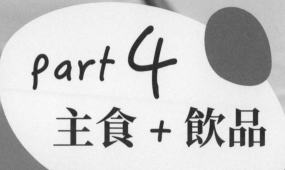

part 4
主食 + 飲品

火腿櫻花蝦炒飯

難度 ★★★★★

⏰ **10** 分鐘・**2** 人份

材料

- 火腿2片
- 櫻花蝦數尾
- 蔥綠1/2根
- 紅蘿蔔1小段
- 蛋2顆

- 白飯2碗
- 調味料
  鹽適量
  胡椒粉少許

做法

① 火腿切成丁；蔥綠洗淨，切成蔥花；紅蘿蔔去皮，洗淨，切成丁。

② 取一深碗，將白飯倒入，再把蛋打進去，用筷子充分拌勻，讓米粒都沾裹上蛋液。

③ 炒鍋中倒點油，先將火腿和櫻花蝦、紅蘿蔔放入炒香，再把做法②倒進去快炒，炒至米飯粒粒分明，加點鹽和胡椒粉，再充分拌勻，最後撒上蔥綠即可。

小祕訣

事先將蛋液和白飯攪拌均勻，讓米粒沾裹上蛋液，炒起來格外有蛋香。

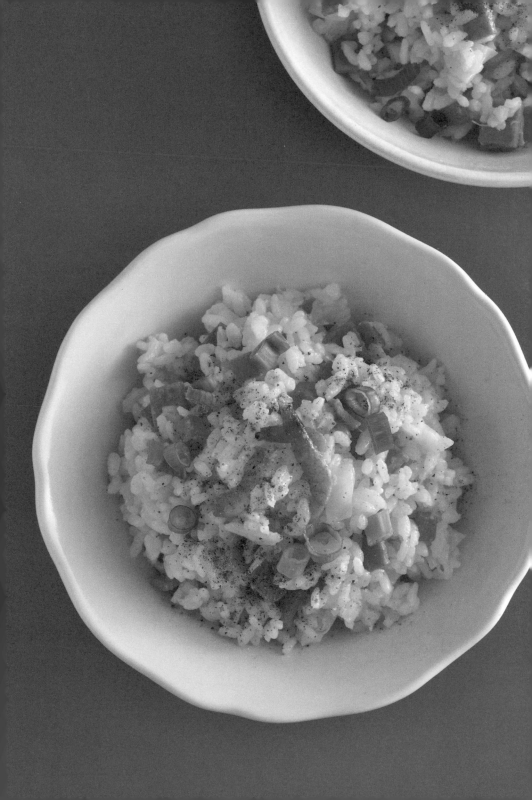

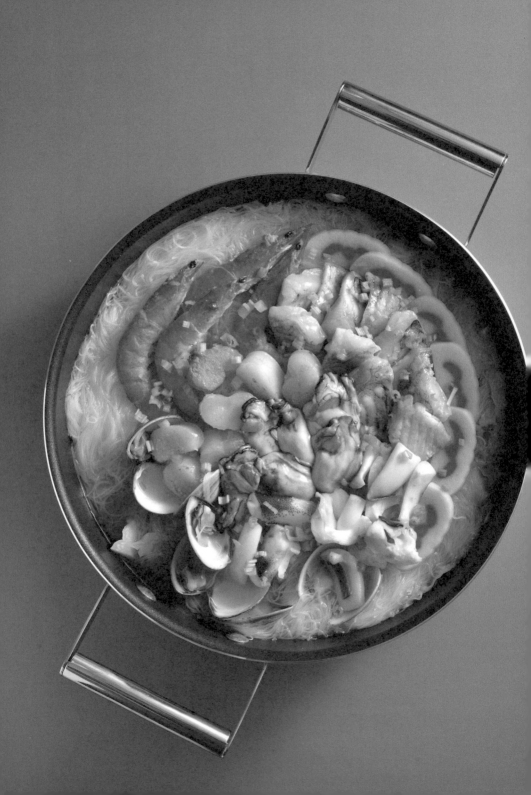

海鮮米粉

⏰ **15** 分鐘 · **4** 人份

難度 ★★☆☆☆

材料

- 蝦子3～4尾
- 蛤蜊5～6顆
- 魚板1/2條
- 干貝4～5顆
- 牡蠣5～6顆
- 軟絲1/2條
- 鯛魚片1片
- 米粉5～6片
- 芹菜1小株
- 調味料
  鹽適量
  胡椒適量

做法

① 蝦子剪去鬚腳，挑去腸泥，洗淨；蛤蜊事先泡鹽水吐沙，洗淨；魚板切片狀；干貝洗淨；牡蠣洗淨；軟絲洗淨，切長條狀；鯛魚片洗淨，切成適口大小；米粉用水泡軟；芹菜摘去葉子，梗洗淨，切成細末。

② 鍋中倒點油，先放入蝦子、干貝、牡蠣、軟絲和鯛魚片，煎至微焦，取出備用。

③ 做法②的鍋中倒入水，待水滾後，把除了芹菜以外的所有材料加進去煮滾，加點鹽和胡椒調味，最後撒上芹菜末即可。

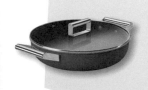

小叮嚀 我很愛用「一鍋煮」的方式來做料理。選擇一只好鍋，可以讓料理事半功倍。這只「義大利SMEG彩色不沾雙耳燉鍋」是我最愛用的，它搭配高標準、符合食品安全的不沾鍋塗層，不含PFOA、鎳等有害重金屬，用起來超安心。我常用它先煎食材，把食材取出後，就直接可以加水接續處理後面的烹調，因為特殊太陽紋造型鍋底設計，導熱快速且相當均勻，所以不需要花太多時間，就能將食材的原味烹煮出來，加上4.5mm專業級鋁製鍋身，讓鍋具擁有最佳保熱性，整鍋端上桌，美學簡約的外型，更是吸引人。

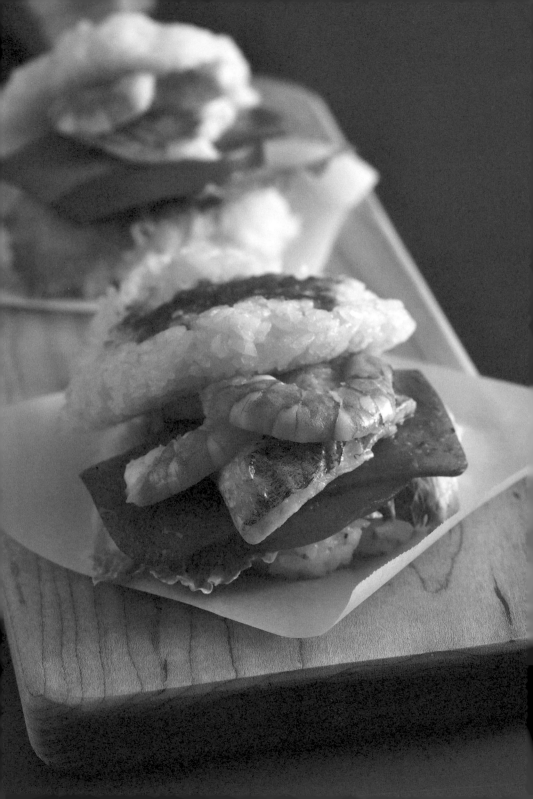

米漢堡

⏰ 15分鐘・2人份

難度 ★★★☆☆

材料

- 蝦仁4尾
- 鯛魚片1/2片
- 火腿2片
- 生菜1葉
- 蕃茄1/2顆
- 白飯2碗
- 調味料
  鹽適量
  烤肉醬少許

做法

① 蝦仁挑去腸泥，洗淨；鯛魚片洗淨，切成適口大小；火腿片一切為二；生菜洗淨，切得比火腿片略大；蕃茄切去蒂頭，洗淨，切成圓片。

② 雙手戴上料理手套，手套上抹點食用油，取半碗飯，用雙手捏成圓形，再稍微壓扁。總共要做4個。

③ 取一烤盤，先鋪上烘焙紙，再將做法②的4個米堡放在烘焙紙上，在米堡上頭塗上一點烤肉醬。

④ 烤箱以180℃預熱好，將做法③送進烤箱，烤約5～8分鐘，讓米堡定型不散開。

⑤ 取一深鍋，加入水（能蓋過食材的水量），待水滾後，倒點油和鹽，將蝦仁和鯛魚片放入燙熟，撈出備用。另取一炒鍋，倒點油，將火腿放入，炒至微焦，取出備用。

⑥ 取一片做法④的米堡，依序放上生菜、蕃茄、火腿、鯛魚片和蝦仁，再蓋上另一片米堡即可。

小祕訣

做米漢堡時，使用剛煮好的白米飯，比較容易塑型，再用烤箱烤過，就會定型了。

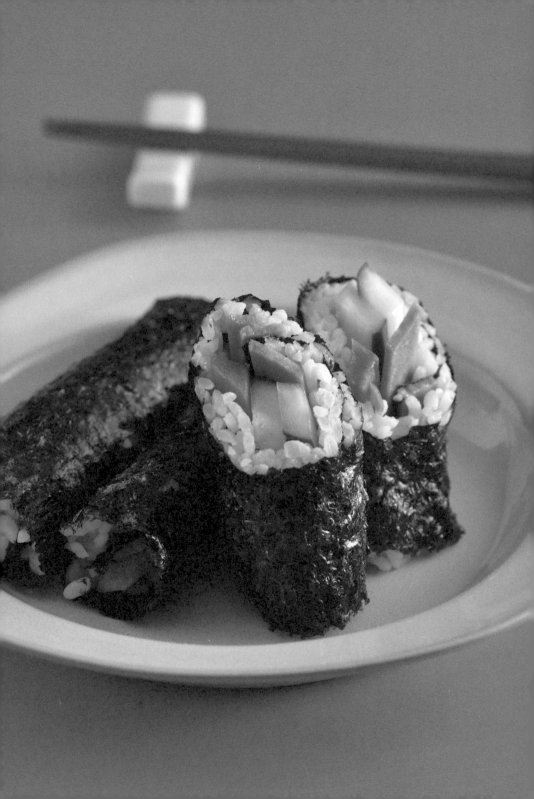

海苔捲

難度 ★★★☆☆

⏰ 15分鐘・1人份

材料

- 海苔3片
- 白飯1～2碗
- 小黃瓜1/2根
- 紅蘿蔔1小段
- 火腿1～2片
- 調味料
  鹽適量

做法

① 小黃瓜洗淨，切成粗條狀；紅蘿蔔去皮，洗淨，切成粗條狀；火腿切成寬條狀。

② 取一深鍋，加入水（能蓋過食材的水量），待水滾後，倒點油和鹽，將小黃瓜和紅蘿蔔放入，燙至去生，撈起備用。

③ 炒鍋中倒點油，將火腿放入，煎至微焦，取出備用。

④ 取一張海苔，先鋪上一層白飯，再擺上小黃瓜、紅蘿蔔和火腿。從靠近身體處往前捲起即可。

小祕訣

鋪白飯時，不要鋪滿整張海苔，在離身體最遠端的部分，就不要再鋪白飯，這樣才能讓整個海苔捲完好密合。

鮭魚香鬆飯

難度 ★★☆☆☆

40分鐘・4人份

材料

- 鮭魚肚1片
- 白米4杯
- 蔥綠1根
- 櫻花蝦數尾

- 調味料
  香鬆適量

做法

① 鮭魚肚挑去魚刺，洗淨；白米洗淨；蔥綠洗淨，切成蔥花。

② 將白米放入電子鍋內鍋，加入4.5杯白米所需水量，再將鮭魚肚擺在上頭，蓋上電子鍋鍋蓋，按下煮飯鍵，煮至開關跳起，再燜5分鐘左右。

③ 打開鍋蓋，把香鬆倒入飯中，將白飯、鮭魚和香鬆充分拌勻，即可盛入碗中。

④ 食用時，可以在飯上撒點蔥花和櫻花蝦。

小祕訣

❶ 這道飯料理，即使涼了也很好吃，也可以捏成飯糰狀，外出野餐享用。

❷ 因為將鮭魚和白米一起煮，所以水量要比平常只煮白米時增加一些，否則米會煮不熟。

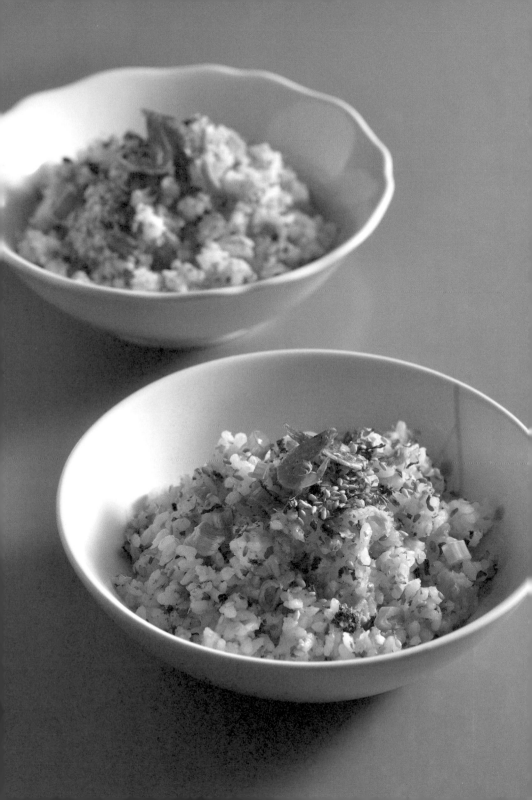

什錦蘿蔔糕

難度 ★★☆☆☆

⏰ 8分鐘・1人份

材料

- 蘿蔔糕1塊
- 綠豆芽菜1小把
- 火腿1～2片
- 紅蘿蔔1小段
- 韭菜1小株
- 紅辣椒1根
- 調味料
  沙茶醬適量
  醬油適量
  胡椒粉少許

做法

① 蘿蔔糕切成適口的丁狀；綠豆芽菜洗淨；火腿切成丁狀；紅蘿蔔去皮，洗淨，切成丁狀；韭菜切去根部，洗淨，切成段；紅辣椒切去頭部，洗淨，切小段。

② 炒鍋中倒點油，待油熱，先將蘿蔔糕放入，煎至外表焦黃，取出備用。

③ 原鍋中再倒點油，將火腿、紅蘿蔔、綠豆芽菜放入，炒至去生。再將韭菜與做法②的蘿蔔糕加進去，加點沙茶醬和醬油、紅辣椒，快速拌炒均勻，最後撒上胡椒粉即可。

小祕訣 將很多護眼的食材，搭配不同的主食，就能變化出一道又一道美味菜餚。

新年兜錢菜

⏰ 30分鐘・2人份

難度 ★★★★☆☆

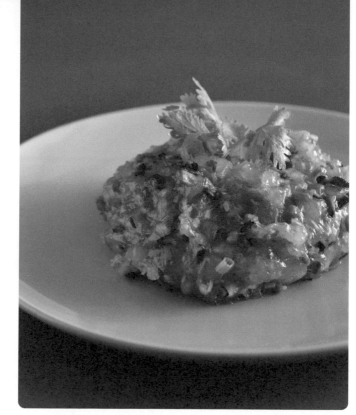

材料

- 韭菜1小株
- 香菇1朵
- 豬絞肉1小撮
- 芹菜1小株
- 蝦米2～3尾
- 紅蘿蔔1小段
- 地瓜粉1飯碗
- 水適量
- 調味料
  醬油適量
  鹽適量
  胡椒粉適量

做法

① 韭菜切去根部，洗淨，切細末；香菇用水泡軟，洗淨，切細末；芹菜摘去葉子，將梗洗淨，切細末；蝦米用水泡軟，洗淨，切細末；紅蘿蔔去皮，洗淨，切細末；地瓜粉用水兌開，攪拌至沒有顆粒。

② 炒鍋中倒點油，將韭菜、香菇、豬絞肉、芹菜、蝦米和紅蘿蔔都放進去炒，並沿著鍋邊淋點醬油，加點鹽和胡椒粉，炒熟後加點熱開水煮滾。

③ 轉中小火，將地瓜粉水分次慢慢倒進做法②的鍋中，同時要一邊攪拌，攪拌至完全不見白色粉狀，表示已經熟透，即可起鍋。

小叮嚀　兜錢菜是傳統的閩南人過年菜，用地瓜粉水把各種食材兜在一起，喻意是把金銀財寶全都兜起來。恰好這道菜中的食材，幾乎都含有對眼睛有益的營養素，因此特別收錄在書中。

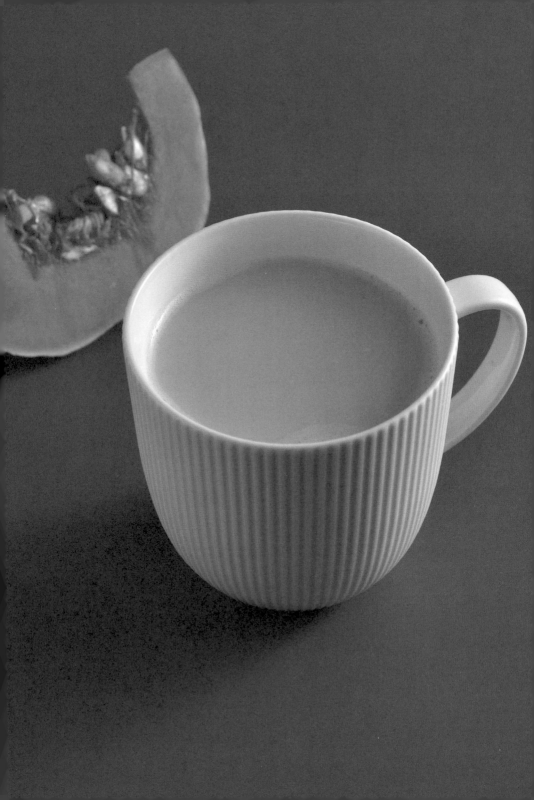

南瓜豆漿

🕐 **30**分鐘・**1**人份

難度 ★
☆☆☆☆

材料

- 南瓜1小塊（約30克）
- 有機黃豆1大匙
- 水350ml

做法

① 南瓜洗淨，切小丁塊狀。

② 將所有材料放進豆漿機中，按下開關，煮至開關跳起。

③ 將做法②倒進杯中即可。

小祕訣

❶ 現在有很多市售豆漿機，都無需事先浸泡豆子，即能煮成豆漿，快速又方便。

❷ 南瓜本身已經帶有甜味，煮出來的豆漿可以不需再加糖。

堅果芝麻牛奶

難度 ★
🕐 **2**分鐘・**1**人份

材料

- 堅果數顆
- 芝麻粉1大匙
- 牛奶300ml

做法

① 將堅果磨碎或剁碎。

② 將牛奶倒進杯中,加入芝麻粉,充分攪拌均勻,最後撒上堅果碎即可。

🍴小叮嚀　芝麻有養血潤燥的功效,眼睛乾澀時吃點芝麻,有助於緩解。

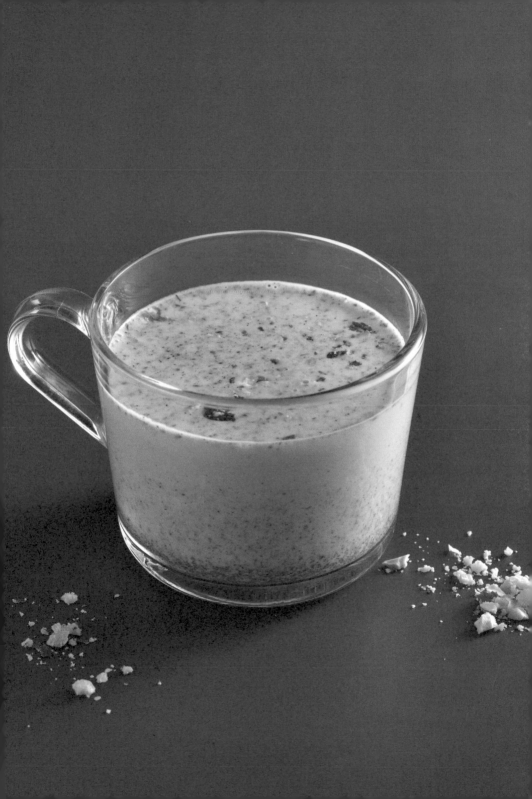

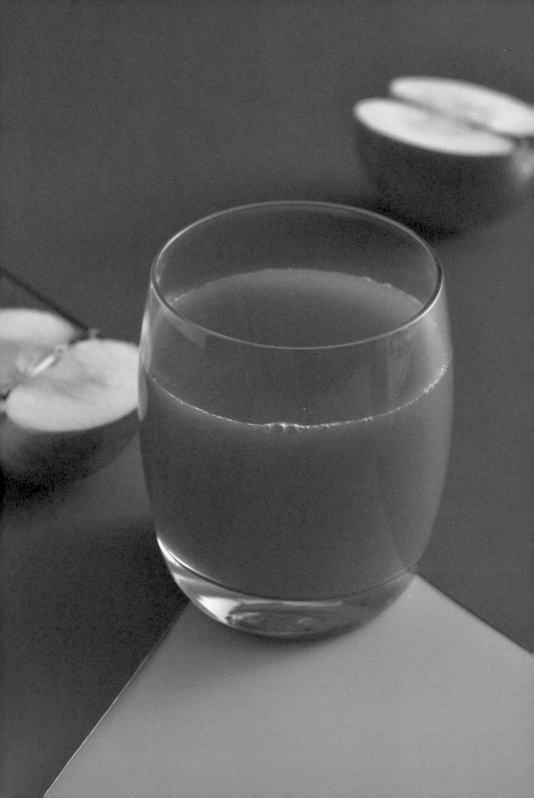

蘋果柳橙汁

⏰ 5分鐘・1人份

難度 ★★★★★

材料

- 蘋果1/2顆
- 柳橙1/2顆
- 涼開水350ml

做法

① 將蘋果洗淨，切成小塊；柳橙剝去外皮，切成小塊。

② 將蘋果、柳橙和涼開水一起倒入食物料理機中攪勻即可。

 小叮嚀

蘋果的抗氧化功能強，柳橙含玉米黃素和葉黃素，能保護視網膜和水晶體，一起打成果汁，好喝又營養。

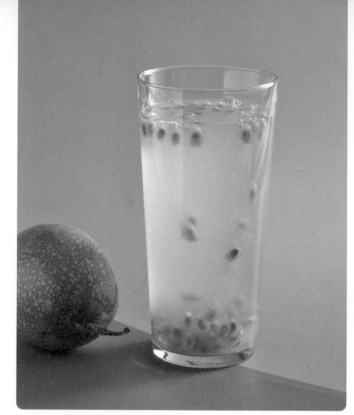

百香果蜂蜜飲

難度 ★☆☆☆☆

🕐 5分鐘・1人份

材料

- 百香果1～2顆
- 蜂蜜適量
- 涼開水350ml

做法

① 將百香果切開，取出裡頭的果肉。

② 杯中倒入涼開水，加入一點蜂蜜和百香果肉，攪拌均勻即可。

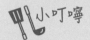 小叮嚀　百香果富含維生素A，能夠幫助維持夜間的視力，也是護眼的好食材。

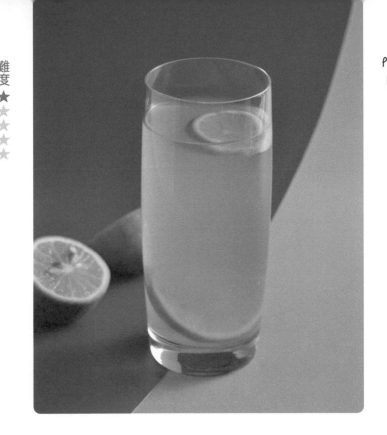

檸檬綠茶

難度 ★
☆☆☆☆

⏰ 5分鐘 · 1人份

材料

- 檸檬1/2顆
- 綠茶包1包
- 溫開水350ml

做法

① 檸檬洗淨，切圓片狀。

② 將綠茶包放進杯中，倒入溫開水，等待綠茶釋出，取出茶包，再加進檸檬圓片即可。

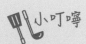 小叮嚀

綠茶富含兒茶素，能預防青光眼，對於長期使用3C產品的現代人，是很好的護眼飲品。維生素C能促使眼睛血管健康，檸檬也是來源之一。

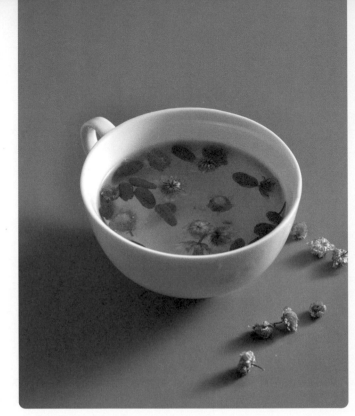

枸杞菊花茶

⏰ 2分鐘・1人份

難度 ★
★★★★

材料

- 枸杞數顆
- 小油菊數朵

做法

① 枸杞洗淨，用水泡軟；小油菊先用滾水燙過。

② 杯中倒入滾水，將枸杞和小油菊放入，靜待出味即可。

🍴 小叮嚀　枸杞和菊花都是護眼食材，隨意搭配成飲品，隨時都能喝。但菊花性微寒，建議不要加太多。

藍莓牛奶飲

難度 ★
☆☆☆☆

⏰ 2分鐘・1人份

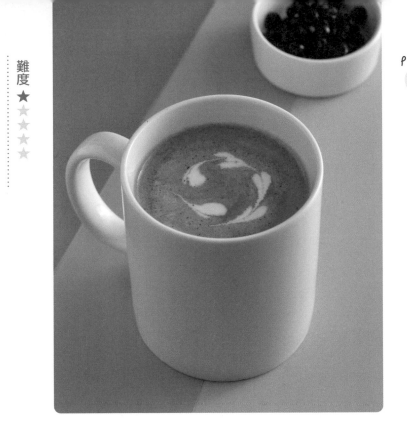

材料

- 藍莓數顆
- 牛奶300ml

做法

① 將藍莓和牛奶一起倒入食物料理機中打勻即可。

 小叮嚀　藍莓富含花青素，擁有抗氧化力，可預防視力退化，緩解眼睛過勞。平日喝牛奶時，不妨加點藍莓，又能多攝取一些營養。

Cook50232

護眼料理！吃出好眼力

作者｜連玉瑩

攝影｜周禎和

美術｜許維玲

編輯｜劉曉甄

校對｜翔榮

企劃統籌｜李橘

總編輯｜莫少閒

出版者｜朱雀文化事業有限公司

地址｜台北市基隆路二段13-1號3樓

電話｜02-2345-3868

傳真｜02-2345-3828

劃撥帳號｜19234566 朱雀文化事業有限公司

e-mail｜redbook@hibox.biz

網址｜http://redbook.com.tw

總經銷｜大和書報圖書股份有限公司 02-8990-2588

ISBN｜978-626-7064-69-6

初版一刷｜2023.10

定價｜350元

出版登記｜北市業字第 1403 號

國家圖書館出版品預行編目

護眼料理！吃出好眼力 / 連玉瑩著
.初版.台北市：朱雀文化，2023.10
面：公分（Cook50：232）
ISBN 978-626-7064-69-6（平裝）
1.CST: 眼睛 2.CST: 食療
3.CST: 健康飲食 4.CST: 食譜

418.91　　　　112015603

About買書

■朱雀文化圖書在北中南各書店及誠品、金石堂、何嘉仁等連鎖書店均有販售，如欲購買本公司圖書，建議你直接詢問書店店員。如果書店已售完，請撥本公司電話 02-2345-3868。

■■至朱雀文化網站購書（http://redbook.com.tw），可享85折優惠。

■■■至郵局劃撥（戶名：朱雀文化事業有限公司，帳號：19234566），掛號寄書不加郵資，4本以下無折扣，5～9本95折，10本以上9折優惠。

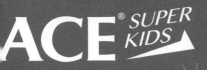

Super Kids
DHA

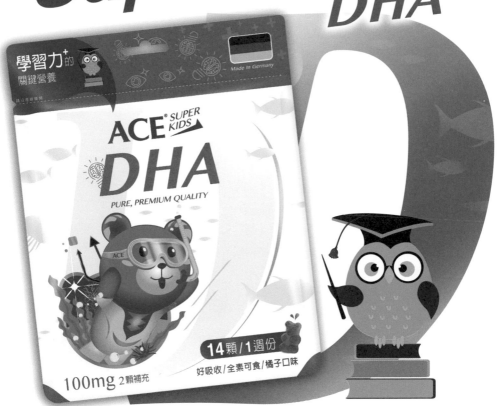

2顆 100mg 1週份

TG型藻油 DHA吸收率更高

✓TFDA核可來源 ✓通過SGS檢驗無重金屬殘留

✓100%無添加人工色素、人工香料、防腐劑

✓無六大過敏原 ✓全素可食

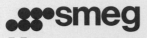

義大利彩色不沾鍋

延續 Smeg 義大利美學家電的繽紛色彩，擁有美學時尚的外型
搭配高標準的不沾鍋塗層，完美保留食材最佳風味
讓您輕鬆成為星級主廚！

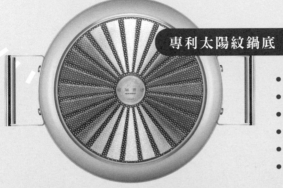

專利太陽紋鍋底　導熱效率大幅提升

- 義大利製造，原裝進口
- 6層陶瓷複合不沾塗層(不含PFOA)
- 4.5mm專業級冷鍛鍋身
- 適用洗碗機清洗
- 兼容各式爐具(瓦斯爐、感應爐、電磁爐、烤箱)
- 耀岩黑、魅惑紅、奶油白、復古多彩設計

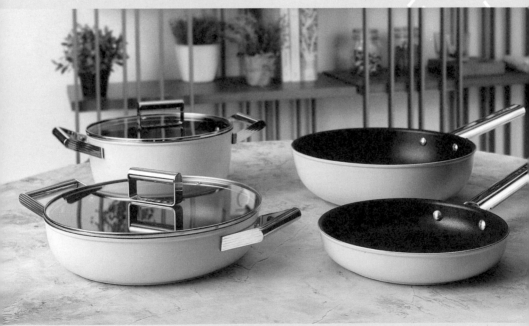